摂食障害の謎を解き明かす素敵な物語

―乱れた食行動を克服するために―

著
アニータ・ジョンストン

推薦の言葉
西園マーハ文

訳
井口萌娜

星　和　書　店

Seiwa Shoten Publishers

2-5 Kamitakaido 1-Chome
Suginamiku Tokyo 168-0074, Japan

Eating in the Light of the Moon

How woman can transform their relationship with food through myths, metaphors & storytelling

by

Anita Johnston, Ph.D.

Translated from English

by

Mona Iguchi

日光と月光は別物だ。
月光の下と日光の下とでは、物事は違って見えるものなのである。
月光はより真実を照らし出し、魂に語りかける、と言えるだろう。

――トマス・マン『ヨセフとその兄弟』より

推薦の言葉

摂食障害は、発症要因もさまざまで、経過にも個人差があり、治療は一筋縄ではいきません。身体が危機的状況になったら栄養補給が必要なのはもちろんですが、心理面への援助が無ければ入退院を繰り返すことになってしまいます。しかし、身体面への配慮が無く心理的な援助だけを行うと、経過中にじわじわと身体の状態が悪くなってしまうということになりがちです。摂食障害に万能薬はなく、日々当事者と共に治療者も格闘しているというのが現状ではないでしょうか。

本書は、アメリカの臨床心理士アニータ・ジョンストン博士が著わされたもので、ジョンストン博士は、ハワイで摂食障害専門の治療センターを運営されているそうです。この本の中には、認知行動療法的な症状記録の話も出てきます。認知行動療法的な技法も用いつつ、一人ひとりの当事者への関わりにおいては、自分の感情を知る、直観を大事にする、相手を支配するのではない「力」を身に付けるということを重視されているのではないかと思います。ジョンストン博士は、感情認知や直観に優れるのは女性の特性であること、現代社会は、論理性や競争性などの男性の特性で支配されているので、治療の過程で、本来持っているはずの女性の特性を発見、再発見するという枠組みで治療をなさっているようです。

本書で最も興味深いのは、感情、対人関係、力などからなる各章に、ふんだんに「物語」が引用されていることです。物語は、グリム童話もあれば、遠い昔のシュメールの神話、また、日本の昔話などもあります。本書は、治療者向けではないので、これらの物語を治療の中でどのように用いるかは示されていませんが、当事者の方が各章の物語をじっくり読めば、物語の示すものに「なるほど」とうなずかれることが多いに違いありません。そして、ここで示される物語が、決して「摂食障害そのものをテーマにした物語」でないことは、大事なことではないかと思います。摂食障害のとても残念な側面は、精神的にいろいろ「狭くする」病気だということです。当事者の方は、一日中、食事のカロリーや体重や、あるいは勉強や仕事の失敗のことを考え、他のことが考えられなくなってしまいます。そういう生活が何年も続くと、自分の意識が「摂食障害であること」以外に広がりにくくなります（そうでない方もいますので、これは一般論です）。また、自分で安全と思える食事だけを食べる、自分で安全と思える店だけで外食する、自分で安全だと思える人だけに会う、という生活を続けると、生活圏もどんどん狭くなります。このように考えていると、「グリム童話が自分に何の関係がある？」と思いがちではないでしょうか？　著者はグアム育ち、ハワイ在住と解説されていますが、多くの文化の交わる土地での臨床家のためか、紹介される物語は古今東西多彩です。摂食障害を理解し、回復の勇気をもらうヒントは、摂食障害に特化したマニュアルやグループ、クリニックだけにあるとは限りません。もちろんこの本が、「摂食障害についての本」の中に、そうでない物語が埋め込まれているという構造を持っているように、特化したことと、そうでないことのバランスが必要なのだと思います。この開かれた感じ、を本書から読み取っていただければと思います。

本書には、月明かりの下では物事は日光の下とは全く違って見える、というトマス・マンの詩が引かれています。ジョンストン博士は、すべてを明るみにさらす日光は男性の特性であり、月光は女性の特性と位置付け、原著のタイトルにも引用しています。本書を読みながら、ご自分に、月明かりのような柔らかく優しい光を当ててみてはいかがでしょうか。

西園マーハ文
白梅学園大学教授
日本社会精神医学会理事
日本摂食障害学会理事

謝辞

この本の種を蒔くのに最適な土をくれた、Anorexia and Bulimia Center of Hawaii の共同設立者である Mary Moccia と Nada Mangialetti、芽が出たばかりの頃に私のビジョンを発信し、まだか弱かった芽を守ってくださった Gail Cannon、根をしっかり張れるようにと詩的なインスピレーションや激励をくださった Dale Gilmartin、成長に耐えられる支柱となってくれた私の転写士である Sharon Dougherty、プロフェッショナルとしての意見や成長の糧をくださった Marian Miller、私を以前のエージェントである Faith Hamilton に紹介してくれたベテラン庭師のような Dick Rapson、そして鋭い眼とオープンな心で雑草を取り除き、編集をしてくださった Jim Ellison に感謝いたします。

　私の庭にちょくちょく顔を出して励まし、支えてくれた Norma Jean Stodden、Patty Kincaid、Velvalee Orenstein、Marilyn Orenstein、Morty Orenstein、Mare Grance、そして私の主催している New Moon Group に参加している女性たちにも感謝します。ありがとう。そして、私の中に嵐の後の虹を見出してくださった私のエージェントである Roger Jellinek と出版社 Gruze Books の Lindsey Hall と Leith Cohn にも感謝します。

そして何より、私の夫、同僚、友人たちは、私のビジョンを育てる一歩一歩を共にし、疑心暗鬼という雑草を取り除いてくれました。ありがとう。編集や技術面での計り知れないサポートを与えてくださり、成長していく植物たちに温かさや光、そして愛を与えてくれた親愛なる Steve Orenstein にもありがとう。

最後に、何年も私を信じて人生の物語を話すことで、自身を育んで満開に咲き誇るには何が必要なのかを理解する手助けをしてくれた女性たち、特にこの本に書いた物語の原作を提供してくださった方々に心からの感謝を申し上げます。本当にありがとう。

序文

セラピーで女性の悩み、つまり女性として現代社会に生きるうえでの悩みを扱っているうちに、私は乱れた食行動に興味を持ち始めました。現在、多くの女性が乱れた食行動で苦しんでいます。私に会いに来てくれるクライアントさんたちの中に、摂食障害で苦しむ女の子や女性が増えるにつれ、私は彼女たちに魅了されていきました。というのも、「摂食障害で苦しむ人たちは、抵抗ばかりする、とんでもなく扱いにくいクライアントである」という同僚や文献から得たイメージとは正反対で、彼女たちはとても聡明で才能にあふれていて、クリエイティブな人たちだったからです。けれど、彼女たちは自分のことをそう見てはいませんでした。自分は無能で価値がなく、魅力のない人間だと思っていたのです。私の見方と彼女たち自身の見方の違いに好奇心をそそられた私は、彼女たちの話を注意深く聞くことにしました。

彼女たちは、身の上話を私のいわゆる精査にさらすことで、人生を蝕んでいた不可思議な執着がどうして始まったのか、その手がかりや答えが見つかることを望んでいました。ある女性は父親からの虐待に苦しんでいたことを話してくれましたし、別の人は、父親はすることなすことすべてを激励して称賛してくれたと話してくれました。アルコール依存症で生きるか死ぬかの問題に気を取られてばかりで、愛情を与えてくれなかった母親を持つ女性もいれば、溺愛する過保護な母親を持つ女性もいました。親を死や離婚で失った人もいましたし、結びつきの強い家族の中で育った人もいました。育った環境は違えども、どの悲しい身の上話にもそれなりの困難がつきものでした。

彼女たちの身の上話には、特定のパターンが見られるということはありませんでした。しかし根底にあるテーマ、つまり、彼女たちの多種多様な経験の中にも一貫した特色があることに気づきました。それは、居場所がないように感じたり、他人と違う見方をしている感じがしたりと、「うまく合わない」ように感じていたということです。

彼女たちはとても幼い頃から聡明で才能に恵まれ、他の人が見逃してしまうような現実にも気づく、ひときわすぐれた能力を持っていました。乱れた食行動で苦しむ女性はたいてい、目に見えないものでも感じ取れたり、行間が読めたり、何かがおかしいということも感じ取れる、そんな子ども時代を送っていました。人々の言動が一致していないということにも気づいていました。行動パターンを見分けて、次に何が起こるのかを予測することもできました。誰かが不誠実で不正直な言動をしているときも、そのことがわかっていました。

ところが、家族はさまざまな理由でこの才能をよく思いませんでした。自分たちの言動が一致していないことを指摘されたり、娘や姉妹の奇妙な考えや斬新なアイディアに注意を向けたりしたくなかったのです。彼女たちの敏感な感受性に関わりたくなかったり、早熟さに脅かされたように感じたりしたこともありました。だから彼女が真実を口にしたり、何が起きているのか質問したりするといつも、率直にずばずばとものを言ったり質問したりするのはよくないし、家族を不安定にするという明確なメッセージ（口頭でないこともしばしばですが）が返ってきたのです。

そして子ども時代、彼女たちが生き残れるかどうかは家族にうまく溶け込めるかどうかにかかっていましたので、両親が困惑したり兄弟姉妹が嫉妬したり拒絶したりして家族機能の深刻な問題が表に出ないよう、自分の光を弱める方法を見つけなければなりませんでした。そこで彼女たちは、**自分の**見方が間違っていて、**自分が**おかしいという立場をとることで家族に協力しました。つまり、彼女たちと同じ見方をした家族は誰もいなかったのです。

彼女たちは、苦痛の種から気をそらしたり、自分の見方を重視しなくてすむようなものを探しているうちに、食べ物への執着が芽生えてきているのを感じるようになりました。

ある人は小さな頃から母親の行動を見て、両親の結婚に愛はないと直観していたかもしれません。そして、家族をバラバラにしかねない恐ろしい真実を飲み込もうとして、無茶食いしたのです。学校で体重のことでいじめられはしたけれど、少なくともこの家族の秘密が自分の意識に入ってこないようにしたり、他の家族にばれないようにしたりすることはできました。

またある人は、幼いながらに、野心的で仕事依存の継父を満足させるには芸術に惹かれている自分を押し殺さなければいけない、と気づいているような子どもだったかもしれません。彼女は自分をずっと飢えさせることで、継父との対立を起こしたり、彼の重視した業績をあげることを邪魔したりしかねない、クリエイティブな表現をしたいという思いから気をそらすことができることを発見しました。彼女の拒食症は、最終的には家族をとても心配させ悩ますことになりましたが、自分の「違うところ」を自分と継父から隠すことで、かろうじて、なかなか手に入れられない彼とのつながりを守ることができました。

美人で頭が良くて友達もたくさんいたけれど、友達と出かけることにわくわくするたびに、愛情を引っ込めてしまうシングルマザーを持つ子どもだったという人や、自分の成績が良いと腹を立てるお姉さんを持つ子どもだったという人もいます。じきに彼女たちは、食べ物の「問題」を抱えていることで、自分の「完璧さ」に脅かされて妬んでいる母親や姉を落ち着けることができると気づきました。何かで苦しんでいることで「人生って大変よね」クラブに入ることができて、彼らから拒絶される可能性を低くすることができたのです。

ここで例に挙げた女の子たちみんなにとって、食べ物や痩せることへの執着は、人生での新たな焦点になりました。心の奥深くに潜む痛みや恐怖に苦しむより、カロリーを数えたり、一キロの体重のことで頭を抱えて悩んだりする方がましでした。体での苦しみを激しくするほど、人と違うことや他人の見えない物事が見えること、そして居場所がないことで感じた孤独感が遠のいていったのです。

食べ物や太ることでの悩みもとても辛いものでしたが、人生で抱えている他の悩みに比べたらましで、単純な解決策があるように思われました。ダイエットをし続ければ全部解決すると信じていたのです。私たちの文化では、メディアは痩せていることを重視しますので、余計にこの信念は支持されてしまいました。

この食べ物や太ることやダイエットでの苦しみにはまっていくにつれて、「単純な解決策」はどんどんとらえどころのないものになっていきました。何をすべきか（体重を減らせばいいと）はわかっていましたが、どうやればいいのかわからなかったのです。こうして、自分は欠陥品で無能でどうしようもない人間だというイメージを持つようになってしまいました。そしてまた、自分の体をコントロールする意志が足りないから自分は不十分な人間だという考えも、痩せを評価する社会に支持されてしまったのです。

彼女たちの物事を見通す能力は、瞬く間に何層もの自己不信や自己嫌悪に封じ込められてしまいました。

女性へと成長して、何かがおかしいと感じたり、会話から微細なことを読み取ったり、人間関係の気まずさを察知したり、行動のパターンや言動の違いを感じ取ったりする能力に気づきましたが、自分が見たものへの**解釈**は自己不信や自己嫌悪によって歪んでしまいました。友達からの「有益な」批判の裏に敵意を感じたとしても、自分が敏感になりすぎているだけだと無視してしまいました。夫が悩んでいたり心を閉ざしていたりするように感じても、自分が魅力的でなくなったからだと自分に腹を立てていました。母親が操ろうとしたことに怒りを感じても、自分が過剰反応しすぎなだけだと決め込みました。

そして、感情的な苦痛を食べ物のことを考えることで鎮めようとしたのです。

私の以前のクライアントさんたちは、制御不能の食行動と粉々に打ち砕かれた自尊心と共に、私が二人の女性と共同設立したAnorexia and Bulimia Center of Hawaii（オアフ島で唯一の摂食障害治療センター）にたどり着きました。セラピーを始めると同時に、彼女たちは克服という名の迷宮に足を踏み入れたのです。

迷宮《ラビリンス》は古代的で神秘的なアーキタイプ（原型）です。中心に着いたらまた来た道を戻り、一巡しては何度も元の場所に戻るという、ひとつの道からできています。迷路《メイズ》と違うのは、障害物や偽の曲り角や行き止まりがないことです。自身の中心に導いてまた外の世界へと戻してくれる道を持つ迷宮は、瞑想の道具として使われていました。

乱れた食行動を克服する旅を始めた彼女たちは、行きつ戻りつしながら曲がりくねった道を歩いていく、自分の中心への旅を始めたのです。他人から刷り込まれた自分自身への古い見方を捨てて、内なる自信を取り戻さなければなりませんでした。自分の本当の考え、感情そして欲望を探す道中、自分の行く先を導いたり自分を助けたりするためには、内側からの声に耳を傾けなければなりませんでした。そして、一筋縄でいかないことを受け入れ、理性を解放して自分の直観と感情の持つ力を大事にすることで、自分自身を見つけることができました。

また、神話やおとぎ話や民話を聞くことで、メタファー（隠喩）という言語、つまり自分の内なる真実を理解して吸収するのに必要な言語を学び、現実と向き合い、自分の物語に潜んでいる深い英知を理解できるようになりました。

迷宮を歩く間、惑わされたり迷ったり、飽きたり方向感覚を失ったり、イライラしたり不安になったりすることもありましたが、一歩一歩、歩み続けました。自分の中心、つまり女性としての自分の本質を見つけることが旅の終わりではありません。新しいビジョンと新しいあり方でもって、迷宮を出なければならなかったのです。

この本は、乱れた食行動を今までと違う明かりの下で見て、自分のビジョンと力を取り戻したいと願うすべての女性たちのために書かれました。私が実際に治療で使う古い神話や民話、おとぎ話も含まれています。これまで、女性たちが内なる真実を見つけられるよう手助けするためにずっと使ってきたお話です。

つまりこの本は、自分の可能性を開花させ、内なる賢い女性に耳を傾け、真実を話し、この地球を癒したいと願うすべての女性たちのためのものなのです。

訳者まえがき

本書は、社会や文化に認められている「単なる」ダイエットに励み続ける女性から、摂食障害という診断をされた女性まで、どんな形であろうとも、食べることに難しさを感じているすべての女性のために書かれたものです。

著者の意向により、本書のキーワードである「乱れた食行動」について簡単な定義を載せますので、まずこの定義をしっかりと頭に入れてから、読み進めてください（なお、著者がEating Disorderという言葉を使っているところは「摂食障害」と訳しています）。

「乱れた食行動」(Disordered Eating)

- 本書の著者であるジョンストン博士が作った言葉で、今では一般的に使われている。
- ヨーヨーダイエットから無茶食い、過食、嘔吐、過食症、チューイング、食事制限、下剤乱用、炭水化物拒否、そして拒食症まで、例として挙げきれないほど幅広い、食に関する悩みや困難すべてを含む。

- 自然な食欲や体からのメッセージを無視し、体重を気にしてダイエットをしたり特定のものを食べなかったりと「無秩序に」食べることを意味する。摂食障害（Eating Disorders）も最初は、乱れた食行動から始まることがあり、克服過程で乱れた食行動を経験することもある。
- つまり、文化や社会や感情からのメッセージに耳を傾けるあまり、身体的なシグナルを無視し、空腹時に体の欲するものを食べ、満腹時にやめるという自然な食べ方をしていない人は皆、「乱れた食行動」をしていることになる。

もくじ

第1章 女性の魂 ——飢えの根源

今日、かつてないほど多くの女性たちがダイエットに励んでいます。ダイエットに関する本は瞬く間にベストセラーになりますし、減量プログラムも大盛況と、ダイエットは何十億円も売り上げるとても大きなビジネスになっています。アメリカでは何百万人もの女性たちが拒食症や過食症を患い、そのうち何千人もが摂食障害を原因とする合併症で亡くなっています。また、統計によると、摂食障害と診断される人の九五％が女性と言われています。

体型に異常に執着したり、延々とダイエットを繰り返したり、過度な運動をすることが世界中の女性に広まり、今や女性はダイエットに励んで当然と考えられています。まるで思春期前の男の子の体に女性の胸だけをくっつけたように、整形手術で削り上げたかのような体型が流行っています。そんな体型が女性の体の理想になってしまいました。私たちが毎日メディアで目にするモデルや女優たちは、平均的に見て、人口の九五％の人たちより痩せています。そして、彼女たちのように痩せた体型が理想と見なされています。ところが、生まれながらに「理想的」な体型をしている人はごくわずかです。そのため、多くの女性が社会で認められる理想の体型とは違う体で生きていることに、嫌気を感じてしまっています。

乱れた食行動の原因を探るうえでは、まず、私たちが女性として生きている、この現代社会のあり方に疑問を投げかけざるを得ません。いったい何が起こっているのでしょう？　アメリカでは、女性たちが成功することや愛されることよりも痩せていることに価値を見出しているという研究報告や、ほとんどの女性が十三歳という若さで、すでに自分の体型を嫌っているという報告もあるのです。いったいなぜ、こんなに多くの女性が自分の体型を嫌っているのでしょうか？

社会が認める理想の体型が、痩せて角張った体型だからなのでしょうか？　しかし、そんな体型をもって生まれる女性は現実的にはほとんどいないのです。

もし社会からの目が理由なら、なぜ、本来男性的とされる体型（広い肩幅にカーブがないウエスト、小さなお尻にまっ平らなお腹）が女性の理想的な体型と見なされるようになったのでしょう？　女性は生まれつき、生きるためのエネルギー源を、お腹、おしり、そして太ももといったところに蓄え、美しくカーブした体をしています。なのになぜ、自然で女性らしい体型がここまで過小評価されているのでしょうか？

これらの疑問を紐解くために、少し歴史を振り返ってみましょう。私たちが学校で学ぶ歴史は父権制社会の歴史、つまり、権力や支配を勝ち取るための苦闘に関する歴史です。ですから、私たちが目にする歴史の本は、戦いに勝った男性の名前や、戦士として戦った男性たちの名前であふれかえっています。しかし実は、父権制社会というのはここ最近、五千年の間に発展したもので、それ以前は母権制社会だったのです。

文明社会の発展はたいてい、世紀単位で考えられます。しかし、マーリン・ストーン、マリージャ・ギンバタス、リアン・エイスラーといった最新の考古学研究者たちは、それを千年紀単位で見ながら、三万年前にまでさかのぼって研究しています。三万年前というのはユダヤ教、キリスト教、そして古代ギリシャの到来よりも前の時代になります。この研究者たちによると、はるか昔の女性の立場は、現代の女性が味わうものとは大きく異なっていたといいます。彼女たちの生きた時代では、女性と、女性による政策行動が尊重されており、女神が崇められていました。そして、女性の魂は地球の創造的な生命力として認められていたのです。

女性の魂の象徴は、始まりも終わりもない円でした。丸く滑らかにカーブを描く円は美しいとされ、地球や卵、自然な丸みを帯びた女性の体も美しいものと考えられていました。周期や循環性も知恵の宝庫として大切にされていました。たとえば、季節、月の満ち欠け、潮の満ち干、自然の誕生・死・再生の周期にこそ、生命の神秘を紐解くための鍵があると考えられていました。

女性は、生理周期という形で、生まれつき自然と深いつながりを持っています。自然の周期や循環性が大切にされていた当時、そんな女性の英知は崇拝の対象となっていました。女性の直観力と自然の推移に対する理解が尊重されていたのです。そして、その英知は女性から女性へ、母から娘へと何千年もの間受け継がれました。

しかし時は過ぎ、さまざまなことが変わりました。

円よりも直線の方が優れている、という新しい世界の見方が生まれ、階級社会も発展し、人工的なものが自然のものより優れていると考えられるようになったのです。

円の象徴するものが尊重されることはなくなり、始まりと終わり、頂部と底部、上位と下位がある、直線の象徴するものに取って代わられました。そして、すべての物事が、それぞれの置かれている地位や立場に基づいて評価されるようになりました。上に立つものが下のものよりも権力を持つ、というように。

男神だけを崇めることが許されるようになり、女神は追放されてしまいました。地球がすべての創造者として尊重されることも、もうありません。本来円形の地球ですが、今やたくさんの四角く角張った断片に区切られ、一番強い権力を持つ男たちが所持して使う、単なる物体として見られるようになりました。女性が生まれながらに持つ、丸みを帯びた体型の特徴や、生理周期といった地球の英知とのつながりは、すっかり無視されるようになりました。そして女性の持つ直観力や感情はあざけりの対象とまでなりました。

周期についての教えを説いた女性たち、地球とのつながりをヒーリングに用いた女性たち、そして女性の魂を賛美した女性たちは、いわゆる魔女狩りのように拘束され、殺される時代へと移っていったのです。女性の力を賛美して奉じたがために火あぶりにされる母親や姉妹の姿を目の当たりにする、ということが代々続きました。

そしてさらに月日は流れて現代へと移りましたが、残念ながらあまり変わったことはありません。

現代の女性たちは未だに、女性らしさ、周期や循環性、そして直観や感情よりも、合理主義や論理が優れているとされる、男性的で直線的な社会に暮らしています。女性を丸い釘、彼女たちの生きる男性的な社会を四角い穴、と例えてみましょう。現代の女性たちは生存や繁栄を賭けて、死に物狂いではまるはずのない四角い穴にはまろうとしているのです。

いったい、どうやったら四角い穴にはまれる丸い釘になれるでしょうか？　自分の体を、体脂肪ゼロの角張った、男性的な体に改造することで？　女性の特徴のひとつであり、一度は地球とのつながりと考えられた生理を恥じ、まるで存在しないかのようなふりをすることで？　大きなパワーを秘めた感情や、直観的な内なる声を否定して押し殺すことで?

現代を生きる女性たちは、このように自身の女性としての魂を内面から追い出してしまったために、常に心の飢えに悩まされるのです。そして飢えに飢えた心が栄養を求めます。しかし、女神や魂が与えてくれるような心の糧は、目に見えるものではありません。そこで、飢えを満たすために残された選択肢は、体の飢えを満たすために口にするもの、つまるところ、食べ物だけなのです。

ですから、心の飢えを満たそうとして食べすぎても何の不思議もありませんし、いつまでも満たされない心の飢えに嫌気がさして、ストライキを起こすかのように食べることをやめてしまっても不思議ではありません。そして、女性の体がいずれ、食べ物と体型の戦場になってしまっても、何ら不思議ではないのです。

第2章

埋められた月

——女性らしさの再発見

これから紹介する「埋められた月」というお話は、月が象徴する女性の自然な姿に関する民話です。月は優しく、繊細な光を放ちます。そして、その光は闇に隠されたものを照らし、私たちの無意識の中に潜む暗い一隅をも照らしてくれます。

昔々、人々がお互いに愛し合い、自然を敬い感謝する、そんな素晴らしいところがありました。しかしそこは、真っ黒な沼や、足を踏み入れればぐちゅぐちゅと緑色の水が染み出るような苔むした湿地に囲まれていました。そして、住人たちはそれをとても怖がっていました。

その頃も、お月さんは今と同じように あの高い空に輝いていたと言います。月《かのじょ》が光ってくれればあたりは明るく照らされて、沼地でも安心して歩くことができました。けれど月が出ていないときは、闇に潜んでいた卑しく邪悪な化け物が、悪さのタネはないかと嗅ぎまわっていました。

月《かのじょ》はこのことを聞いて人々のことを気の毒に思い、「皆が言うほどひどいのか、私が自分で確かめてみよう」と決めました。そして新月の頃、月は黒い外套に身をくるみ、黄色く輝く髪には黒頭巾をかぶせ、まっすぐ沼のほとりへと下りていきました。

そこで月《かのじょ》が見たのは真っ暗闇。水たまりに映ったわずかな星の光と、外套から出た自分の白い足が放つ光のほかは、全くの真っ暗闇でした。彼女はすっかり怯えて震えながらも、茂みから茂みへと進みました。ゴボゴボと音を立てて、今にも彼女を飲み込もうとしているような水たまりの間をぬって。ところが、ある大きな黒い沼に近づいたとき、足を滑らせてあやうく転びそうになりました。慌てて近くの切り株にしがみつきましたが、その切り株に触れた瞬間、木が手首や腕に絡まりついて彼女を捕まえてしまいました。引っ張ったり、ひねったりすればするほど、余計に強く絡まってしまいます。

身動きが取れなくなって、どうしたものかと自分の不運を悲観していたとき、遠くからかすかに助けを呼ぶ声が聞こえました。そして足音が聞こえ、暗闇からひどく怯えた目をした白い顔が見えました。それは沼地で道に迷った旅人でした。暗闇への恐怖のあまり、月《かのじょ》から放たれているかすかな光に向かって必死に歩を進めていたのです。光のあるところに行けば安全だし、助けてもらえるのではないかと思って。しかしその男は、自分が少しずつ道から離れ、どんどん沼に近づいていることに気づいていませんでした。

月《かのじょ》はその男にこっちに来ないように伝えようと、さらに必死になってもがきました。月の体はまだ木に絡まって抜け出すことこそできませんでしたが、身をよじっているうちに黒頭巾がずれて黄色く輝く髪があらわになり、美しい光が放たれて闇を追い払いました。そのとたん、旅人を狙っていた邪悪な生き物たちも急いで逃げ出しました。

そしてそのかわいそうな旅人はというと、光のおかげで化け物が逃げたことに安心し、道も見え、家路を急ぎました。

月《かのじょ》はそれを見てとても嬉しく思いましたが、自分もこの沼地から抜け出したくてたまりませんでした。また懸命にもがきましたが、とうとう疲れ果てて倒れこんでしまいました。そのうえ、黒頭巾がまた頭にかぶさってしまったのでした。

こうして恵みの光は消え、再び闇と化け物が戻ってきました。そしてそいつらは月《かのじょ》を取り囲み、狂ったようにいじめ、深い沼へと引きずり込んでしまいました。そうこうするうちに、空に薄日が射し始め、光を恐れた化け物たちは慌てて月の上に大きな岩を置くと、どこへともなく闇の中を走り去っていきました。

それから何日も経ちましたが、人々が待ち焦がれていた月が再び輝くことはありませんでした。月の光がないと、夜はとても危険でした。暗闇の中、旅人たちは迷い、物は盗まれ、卑しく邪悪な化け物たちが人々を恐怖へと追いやったのです。こうして多くの人が苦しみました。暗闇が地を飲み込んでしまうのではないかと皆が恐れおののいていました。

そこで、住人たちは古い粉ひき小屋に住む占い婆さんに助けを求めることにしました。彼女は月の見つけ方を教えてくれ、一同は恐怖と不気味さを感じながらも、石とハシバミの枝を装備して沼地へと入っていきました。そしてやっと、月《かのじょ》が埋められている沼の近くまで来ました。岩の周りから細くて今にも消えそうなくらいかすかな光が出ていることに気づいて、すぐさまその岩を押しのけました。

すると、ほんのわずかの間ですが、彼らを嬉しそうに見あげる風変わりだけど美しい、月《かのじょ》の顔が見えたそうです。それと同時に、怒り狂った化け物の叫び声も聞こえたそうです。やがて月は再び空へと上がり、今まで通り明るく美しく光り、沼に囲まれた地の夜を、また安心できるところにしてくれましたとさ。

昔から、月は女性の象徴でした。月は周期的で、しかも千変万化して神秘的です。月から放たれる光は、男性的な性質を象徴する太陽が放つものとは逆で、穏やかで反射的で思慮深く、放散的です。

現代の私たちの文化では、夜や冬よりも、太陽の光や昼間、そして夏が大切にされています。たとえば、太陽が出ているかどうかや、晴れるか曇るかばかりを気にして、月やその周期に気を配ることはほとんどありません。それと同様に、一本気さ、明瞭で論理的な考え方、目標指向であること、競争的な行動、直線的な構造、生産性、業績といった、男性らしさだけを評価するようになりました。協力的で関係性を重んじる姿は軽視され、美学、直観、慈しみ、そして人間らしさはつまらないもの、と考えられるようになってしまったのです。

しかし、伝統的な文化の多くが、男性らしさと女性らしさの両方を大切にしています。この「埋められた月」の物語は、かつて月の光が重んじられたがゆえに女性の本質が大切にされていた時代があった、ということを教えてくれます。その頃は、感情は思考と同じくらい大切で、直観はロジックと同じくらい重要で、「〜であること・いること」は「〜をすること」と同じくらい価値のあることで、そして旅路は目的地と同じくらい大切だ、と考えられていました。

東洋の哲学では、万物は陰《いん》（女性らしく受容力がある）と陽《よう》（男らしく活動的）という、ふたつの気に基づいて構成されると考えられています。陰は開放的でしなやかな受容性を持ち、内に在るとされていて、具体的には直観、感情、奥深く根づいた英知を表します。そして、自然界の力やリズムとのつながりを持つ、見た目だけではわからない繊細な女性のパワーを表します。すべての物事とつながり、調和していると考えられ、終わりと始まりの区切れがない円や螺旋《らせん》、または迷宮に象徴されています。

一方、陽は活動的で自主的で直線的であるとされています。何かをしたり直したりするための情報を求め、コントロールを目的とする、論理的で知的なエネルギーなどが含まれます。具体的には、独立性や主体性、自主性、そして個性と関連づけられています。攻撃的で直線的で、外向きのエネルギーなので、矢がシンボルとして使われています。

現代社会では、女性らしい本質はすっかり埋もれ、男性らしい特徴がより大切にされています。埋められた月の話は、そんな社会で女性らしさと男性らしさのバランスが失われることとの危険性を警告しています。技術革新が成されても、感情・関係性・協調性といった女性の本質が無視され続ければ、さらなる暴力や苦しみが待っているのです。

この月の話は数々の伝説や物語と同様、コミュニティへのメッセージを発信するだけでなく、私たちの精神へと語りかけ、自身の内なる女性らしさを放棄することの危険性を教えてくれています。私たちは性別に関係なく、誰もが女性と男性の性質の両方を兼ね備えていて、両方をバランス良く発達させることが大切なのです。どちらかが正しいということも、一方がより価値のあるものだということもありません。どちらかだけが尊重されたり優位化されたりして、両面のバランスが崩れたとき、さまざまな問題が起こってしまうのです。

女性の精神は養育的で協力的な人間関係を育み、男性の精神は自主性、独立性、そして個性を育みます。もし女性的側面だけが発達してしまったら、人間関係において無制限に他人を優先してしまい、最終的には自分を失ってしまいます。反対に、男性的側面ばかりが発達してしまったら、常に競争的で、他人と心からのつながりを感じることができず、とてつもない疎外感に悩まされてしまいます。私たちの人生は単なる生存競争ではありません。より客観的に物事をとらえて本能的な導きを受け止めることができる人も、それに基づいた行動ができなければ、人生の目的や導きを認識できずに、衝動だけで動いている人と同じように大変な思いをするのです。

私たちの持つ女性的側面は賢く、直観的に真理をとらえ、オープンで、内面と外面両方からの情報を思慮深く受け止めてくれます。真理や未来像や真髄を受け止める器のような役割を果たすのです。

逆に、男性的側面は行動を起こし、とても意図的で集中的で直接的です。私たちの思考や感情を論理的に説明して整理する、知的で理性的な側面とも言えます。したがって、私たちの真理を明確にわかりやすく、世界へと発信する媒体のような役割を果たします。

両面のバランスが保たれて協調的な働きをすると、自分の中の男性サイドが女性サイドを尊重・サポートし、世界への旅の道中を守ってくれるような「素晴らしい結婚」ができるのです。理想的な状態としては、次のような例が挙げられます。

- 女性サイドが「寂しいな」と言えば、男性サイドは座って友人への手紙を書く。
- 女性サイドが夢を語り、男性サイドがそれを整理して計画を立てる。
- 女性サイドが友人に傷つけられたとき、男性サイドが感情を言葉で表し、なぜその友人のしたことが傷つくようなものだったのかを説明する。
- 女性サイドが「お腹が空いたな」と言えば、男性サイドが食べ物を買いに行ったり料理をしたり、ときには「それは体の空腹？　それとも心の空腹？」と尋ねたりする。

私たちが暮らす社会では、女性らしさと男性らしさのバランスが崩れ、男性的な本質がはるかに推奨される一方、女性的な本質は押さえ込まれています。明確な目標に基づいた活動、業績、そして効率ばかりが評価され、「〜をすること」が「〜であること・いること」よりも大切とされています。物事への取り組み方や趣旨よりも業績が重視されているのです。つまり、知性が心よりも大切にされているということです。また、より良い人間関係を築くことよりも金銭的な成功の方が重要とされています。技術の向上の方が内なる英知より重視されています。つまり、文明化によって「月が失われてしまった」のです。激しく攻撃的で無鉄砲なエネルギーと、内面的で深い愛情にあふれ、生命の維持や協調的な関係をサポートする力とのバランスが崩れているがゆえに、私たちは今、不幸への崖っぷちに立たされています。

そして、このバランスの崩れが私たちの心にも影響を及ぼしています。このような文化のもとで暮らす以上、自身の男性サイドが女性サイドを支配、コントロールし、批判的にならざるを得ないからです。私たちは感情を抱いたり表現したりするのではなく、それを不合理だとして否定し押し込めるようにと教えられます。夢や直観を重視せずに、論理的でないからと無視して馬鹿にする。自分の体からのニーズを信じて食べたり運動したりするのではなく、緻密に作り上げたダイエットプランやガチガチの運動プランに従う。物事に対する認知や理解が正しいかどうかを判断するとき、外からの情報や図解にばかり注目して直観的な反応を無視する。その結果……

- 女性サイドが「寂しいな」と言うと、男性サイドは寂しさを感じる理由なんて一切ないと切り捨てる。
- 示唆に富んだ夢を見たとき、男性サイドはそれを笑い、「ただの」夢じゃないかと片づけてしまう。

- 友人の行動で傷ついたとき、自分が敏感すぎるだけだ、と言ってしまう。
- お腹が空いたと感じたとき、食べすぎだと自分を批判する。

乱れた食行動がここまで多発しているのは、明らかに社会、そして**私たち自身の中で**男性らしさと女性らしさのバランスが崩れているからです。多くの女性が、世界から女性らしさを否定されるだけでなく、自分の本来の女性らしさを拒絶することによって、絶望感や疎外感を味わっています。自身の女性サイドの声を無視し続けることで、物語に出てきた人たちのように、それを失い、泥の中に埋もれさせてしまうというリスクを冒しているのです。感情や直観に耳を傾けることをやめてしまったとき、私たちの心は恐ろしい暗闇へと放り込まれます。そしてこの暗闇では、感情、空腹感、そして欲望が、すっかり不可解で破壊的な力へと変わり果て、私たちの体と心に復讐してそれをめちゃくちゃに打ち壊してしまうのです。

乱れた食行動で苦しむ女性の心は、やたらと発達した男性サイドが常に女性サイドをコントロールしようとしている状態にあります。しかも男性サイドは女性サイドに対して無慈悲で批判的で冷淡です。そのため、彼女たちの人生は次から次へとやってくる用事や雑用など、延々と続くやらなければならないことのリストで埋め尽くされています。そして空想を楽しんだり、リラックスしたりできる静かな時間は「時間の無駄」として追いやられるか、向上心や目標達成の邪魔になるとして退けられます。ですから、夜が苦手という患者さんがたくさんいるのも当然です。夜はあちこち走りまわったり、あれこれとこなす忙しさがなく、周りもシーンとしています。そして、その空虚感を食べることで埋めたいという恐ろしい衝動に襲われるのです。

男性サイドが女性サイドをコントロールしてしまうと、やがてわけのわからない行動を起こすようになります。お腹が空いたときに食べ、いっぱいになったときに止められるように体と向き合ったり、身体的に空腹でないときに食べたいと思う理由を探るために内なるガイダンスに耳を傾けたりする代わりに、強迫的に食べたりカロリーを計算したりする。どんな一日を過ごしているのかを〇〇キログラム、〇〇カロリーといったように、内面との対話ではなく、外的な数字を指標に決める。自分の欲望や食欲を尊重するのではなくコントロールするために、ダイエットのサイクルをひたすら繰り返す。女性らしい体を、直線的で角張っていて、丸みやカーブがない型に改造しようとする。物事にアプローチするには強い意志が一番大事だと信じ、(体重を落とすことで証明される)「意志の強さ」が究極の賛辞だと思い込む。感情や本能を、食べる量を制限することでコントロールしようとする(お腹が空いているときに、空腹感以外の感覚や感情に注意を払うのは結構難しいことです)。そして、自分の女性サイドが少しでも声を上げようとすると、不合理だ、敏感すぎる、制御不能、意志が足りないと責める……。

乱れた食行動の克服には、ゆっくりと時間をかけ、自分の女性的側面を再発見しよう、と強く意識することが不可欠です。そうすることで、男性的側面と女性的側面とのバランスを保てるようになるのです。そのためには、物語に登場した人たちのように、どうやったらまた月《かのじょ》を取り戻すことができるか、私たち自身の内面にいる賢い女性に助言を求めなければなりません。

第3章

始まり

――苦しみの見直し

有名なハンス・クリスチャン・アンデルセンのおとぎ話には、とてもうぬぼれ屋の王様のお話があります。この王様は、王国をうまく治めるということをろくに考えず、豪華な宝石や洋服のことばかりを考えていました。ある日、二人の詐欺師が街にやってきて、この世で一番素晴らしい布を持ってまいりました、と言いました。それはあまりにも素晴らしすぎて、自分に相応しい仕事をしている人にしか見えないというのです。馬鹿で無知な人々には見えないのだと。

王様はまんまと騙され、その布で新しい衣装を作るように申し付けました。二人の詐欺師は機織り機で織り進めたり縫い合わせたりするふりをしました。王様のもとで働く人たちは、自分たちが相応しい仕事をしていないと思われたくない一心で、夢中になってその布がどんな模様や色をしているのかについて話しました。そして王様自身も（馬鹿だと思われたくないばかりに）その布にたいそう満足しているふりをし、それを着て街中を行進して練り歩いたのです。パレードを見た街の人たちは隣人に馬鹿な奴だと思われないよう、おぉ……とか、あぁ……とだけ言ってごまかしました。ところが、ある子どもが王様を見たとき、お母さんの方を振り向いて大きな声で「ねぇお母さん、あの王様真っ裸だよ！」と言ったのです。これを聞いて人々はざわつきだし、やっとみんなが真実をありのままに見たのでした。

乱れた食行動に苦しむ女性たちとこの物語には、大きな関連性があります。彼女たちがまだ幼かった頃（大体四歳くらいの頃でしょう）は、この物語に出てきた子どものようだったのです。真実をありのままに見ることができ、他人が現実をどう説明するかに翻弄されることはありませんでした。周囲の人の言動が矛盾していることにも気づいたでしょう。周りの人が「すべてうまくいっている」と言っていても、本当は何かがおかしいということに気づいていたことでしょう。

しかし、この物語の子どもと違うのは、彼女が真実を語ったり、矛盾点に注目したりしても、誰も相手にしなかったというところです。彼女の言葉は無視されるか、真実を明かされることを恐れた家族や権力者から敵視され、退けられました。そしていつしか彼女は、（直接的な言葉でなくとも）あるメッセージを受け取ったのです。ありのままの真実を見る能力や、他人が気づかないことにも気づける高い感受性は、あざけりや拒絶、罵倒、家族の崩壊をもたらしてしまう危険なものだ、と。（四歳の子どもからしたら、こんな結末は恐ろしくてたまらないものです）

そんなメッセージを受け取った彼女は、とても居づらい立場に追い込まれました。そして、それを耐え抜くには本当の自分を隠し、他の人が見えないことに気づける能力も隠し、真実を語ろうとする内なる声を小さくする術が必要になりました。第六感や女性としての直観力を、他人からだけでなく自分からも隠さなければなりませんでした。自分と他人との違いに気づかれて（そして、自分でも気づいて）しまうと、疎外感や、うまく人と交われない気分など、大きな感情的苦痛を味わうことになるからです。そんな感情をずっと抱き続けるなんて、到底耐え難いことでしょう。こうして彼女は、自身の内なる賢い女性のことを否定するようになっていったのです。

いったいどのように？　他人の現実の見方だけを受け入れ、自分の見方を否定したのです。もし自分の物事のとらえ方の良し悪しが、五感や論理によって正しいと確証されなかったり、他人が、自分たちが正しくて彼女が間違っていると主張したときには、この自己否定は簡単なものでした。こうして彼女は自らの内なる声に導きを求めることをやめ、他人のルールに従うようになったのです。自身や自分の心が求めている物事を否定し、長ったらしい「すべき」「すべきではない」

リストばかりに従うようになってしまいました。感情やスピリチュアルな側面とは無縁の「合理的な人間」になろうと一生懸命でした。食欲や欲望を悪魔のように見なした結果、体や女性らしさを、英知の源とのつながりとしてではなく、敵として認識するようになったのです。

しかし、こんなふうに自分の大切な部分を否定することは、大きな痛手となります。月日が経つにつれ、もやもやとした、何とも言えない空虚感に苛まれるようになるのです。そして何とかそれを埋めようとします。自分の感覚を否定し続けてきた結果、もう自分が本当は何を欲しているのかわからず、何かに飢えているこの感覚を体の空腹感だと思ってしまいます。こうして、狂ったように食べまくるようになるか、食べても食べても満たされない食欲を恐れて、食べることそのものを止めるようになってしまうのです。

そしてずっと、自分は何かがおかしいのではないかと思いながら、他人の現実と自分の現実とのギャップの中で人生を過ごすようになります。物事の見方が他人と違ったらすぐに、自分がおかしいに違いないと思ってしまうからです。いずれ、食べ物に関しての葛藤が、本当に自分がおかしいのだという確証になってしまいます。そして、この葛藤が彼女の焦点や執着となり、食べ物の問題を解決しさえすればすべてが解決される、と思うようになります。

乱れた食行動を克服する第一歩としてやらなければならないのが、自分自身を見つめ直し、正しく理解することです。周囲がどれだけ明瞭で直観的な天性を嫌ったとしても、その嫌悪にどれだけ苦しみ心を傷つけられたとしても、それを自分の才能として認めなければなりません。そして、自分が人と違う天性を持っているからといって決して出来損ないなんかではないと、自分自身と周囲にはっきりと主張しなければなりません。自分がおかしいのではない、今までたくさん傷ついてきたけれどただの傷ものではないという理解をもとに人生を見直し、語り直し、ライフストーリーを書き換えていかなければならないのです。「乱れた食行動に出てしまう」＝《イコール》「何か大きな修復が必要な落ちこぼれ人間」ではないのです。

克服への道のりを進み始めた女性は、まず、食べ物や痩せることへの執着が彼女の人間性を定義するのではない、ということを理解しなければなりません。執着は、自分がおかしい証だと考えるのではなく、今までの人生を生き抜くために必要だった自己防衛のメカニズムなのだ、と考えられるようにならなければなりません。この自己防衛は、人と違うことで誤解され否定されているように感じたり、打ちのめされそうになったりすることで受けていた心へのストレスを耐え抜くために学んだ方法なのです。乱れた食行動をするようになったのは、ストレスの多かった頃や心が危機的状態にあったとき、身近にあるストレス対処法の選択肢やスキルがどれだけ限られていたか考えると、実はそんなに悪いことではなかったのかもしれない、と思えるようになる必要があります。

雨の中、あふれかえっている川岸に立っているところを想像してみてください。突然、川の水が岸まで膨れ上がってあなたは川に飲み込まれてしまい、激流の中に投げ出されてしまいます。なんとか浮き上がろうとしますが、努力もむなしく溺れそうになっています。たまたま大きな丸太が流れてきて、それにしがみつきます。丸太のおかげで頭は水面上に出ていて、命は助かります。丸太にしがみつきながら、だんだんと下流へ流され、水の流れが穏やかなところにたどり着きます。そこで、遠目にではありますが、川岸を目にしてそこに向かって泳ごうとします。しかし、片手で巨大な丸太にしがみつきながら、片手で水を掻いているあなたは前に進もうにも進めず、岸にたどり着けません。なんという皮肉でしょう。一度は命の恩人となった丸太が、今度は行きたいところにたどり着くうえでの邪魔者になってしまったのです。岸にいる人たちが、あなたがもがいているのを見て、「丸太を離しなさいよ！」と叫んでいます。けれど、岸まで泳ぎ切る自信のないあなたは、丸太を手放せません。

自分の乱れた食行動に気づいたとき、多くの人がこの例えと同じ状況に立たされます。それが人生で行きたい方向に向かう際の邪魔をしているとわかっていてもやめられない状態を恥ずかしく感じ、最悪の場合には屈辱感まで抱きます。恥を目の前にすると、今までの乱れた食行動が人生を生き抜くうえでどんな役割を果たしてくれたか、さまざまな葛藤や感情、苦しい状況を乗り越える術となって水面から顔を出すのにどれだけ役立ってくれたかをいとも簡単に忘れてしまいます。こんなに「破壊的な」行動を繰り返すなんて自分はおかしいに違いない、と決めつけてもしまいます。そして不幸なことに、この考えは、近い存在である友達や家族からも肯定されてしまいます。そして、医療従事者にまで「ただやめなさい」と言われてしまうのです。拒食をやめなさい、過食嘔吐をやめなさい、無茶食いをやめなさい、体重増加を止めなさい……。

しかし実際のところ、急に丸太を手放すのは良い方法ではありません。もしいきなり手放して岸に向かって泳ぎだしたとしても、半分くらい来たところで疲れ果てて泳げなくなってしまったらどうしますか？　もう丸太のところまで戻ることもできません。多くの女性がいつまでも丸太にしがみついている自分に失望しますし、友達、家族、そして医療従事者までもが、いつまでも「抵抗」していることに苛立ちます。それは誰もが、乱れた食行動という丸太にしがみついている執拗さを、性格上の欠点だと決めつけているからです。しかし実際、これは手放すまでにもっといろいろな準備が必要だ、というサインなのです。

乱れた食行動の克服において重要なのは、抵抗があってもそれを非難するのではなく、抵抗の背景に潜んでいる理由を探るなど、ある意味、抵抗を尊重することです。克服を遅らせ、症状を長引かせ、克服の道のりの障害となっているように見える行動でも、何か裏に重要な意味や意図が隠されている、ということをしっかりと理解しなければなりません。

克服しようとしている女性の皆さんは、乱れた食行動が自分の幸せの邪魔者だと考えるのではなく、それが果たしている役割をしっかりと理解する必要があります。それができてはじめて、過食やダイエット、食べ物に執着せずに生きるために、どのようなスキルを身に付ける必要があるのかを知ることができるのです。

もし、ある患者さんが、太っていれば男性から執拗に言い寄られることもないから無茶食いを始めた、と気づいたとしましょう。この場合、彼女は体重という「問題」を解決する前に、嫌なことははっきり嫌と伝える、自己主張のスキルを身に付けなければなりません。また別の女性が、争いごとに直面したときに感じる精神的な緊張を解くために過食嘔吐をしていた、と気づいたとしましょう。この場合はまず、争いごとを解決するスキルを学ばなければなりません。そして、ダイエットに異常に執着するのは、アルコール依存でうっとうしい母親に対応するためだったと気づいた女性は、人間関係の中で境界線を引くスキルを学ばなければならないのです。

乱れた食行動の克服には、丸太の代わりとなるスキルを発達させることが必要不可欠です。それができれば、それらのスキルが乱れた食行動よりもはるかに効果的で効率的だということに気づき、ストレスの対処スキルとして使うという選択ができるようになります。そして、新しく身に付けたスキルを使いながら水面に浮き続け、岸まで泳ぎ切れるようになり、やっと丸太を手放すことができるのです。

こうして、とてもゆっくりと慎重にではありますが、丸太を手放し、浮く練習をします。沈みそうになったら、また丸太につかまります。また水の中を歩き進める練習をし、疲れたらまた丸太につかまります。しばらく休憩したら、丸太の周りを一周、二周、三周そして百周と、岸まで行く力が備わったと自信が持てるまで泳ぐ練習を繰り返します。ここまでできてはじめて、丸太を完全に手放せるのです。

克服は、乱れた食行動が生き抜くために必死だったときには役立っていたんだと理解することから始まります。それから、単に生き抜くだけでなく、やりたいことをして人生を楽しむことを可能にしてくれる、新たなスキルを学ぶのです。もう、一日一日を必死に生き抜くことだけが唯一の目標ではありません。新しい目標は、充実した人生を送ることなのです。

克服は、（自分はおかしいんだという）自己批判をやめること、必要なライフスキルを学ぶこと、次のステップに進む準備ができているよと教えてくれる自らの内なる声を信用すること、というプロセスを、ゆっくりと一歩一歩進んでいくことなのです。

第4章　目くらまし——真の問題

乱れた食行動というと、つい、食べ物が苦しみの根源だと思い込んでしまいます。もちろん、私たちの苦闘が食べ物に関して何をしているか（無茶食い、過食、嘔吐）、何をしていないか（拒食）を中心に起こっているように見えたとしても仕方ありません。とはいえ、ダイエットをしているにしても過食に取りつかれているにしても、食べ物のことしか考えていないように見えることには変わりありません。

拒食症の患者さんは空腹感を認めようとしないため、食べることはありませんが、本当は食べ物と痩せることに執着しています。一日の大半をカロリー計算、体重測定、過活動、他人のための料理、食べなかったものについて考えることなどに費やします。逆に無茶食い症の患者さんは、「食べるべきではない」ものや食べてしまったもののことを考えたり、どんなに太って見えるかを考えたりしては、自分を卑下します。そして、過食と嘔吐のサイクルにはまっている過食症の患者さんは、多大な時間を過食の計画や準備、隠れて吐く場所や時間を考えることに費やします。そんな家族や友達の行動を目の当たりにし、心配する人たちにはやはり、食べ物との関係が摂食障害の肝であるかのように見えるのです。しかし、食べ物は真の問題ではなく、単なる煙幕にすぎません。まさに目くらましなのです。

目くらましとは、惑わせたり、本当に大切なことから注意をそらすための、いわばおとり情報のようなものです。推理小説で、「誰が老女を殺したのだ？　メイド、執事、お抱え運転手？」というフレーズがあるとしましょう。その小説では、最近行動が怪しくて、その老女のそばに一番よくいたというメイドが犯人だと思われています。しかし小説には少しひねりが効いていて、老女を殺した犯人は執事だったのです。皆、メイドのことを詮索するばかりに、執事のことは全く疑っていませんでした。この小説で、メイドは目くらまし、つまり、話の筋を惑わすおとりなのです。

乱れた食行動では、食べ物が目くらましとなり、本人や助けになろうとしている家族や友達、そして医療従事者までもが、それに惑わされてしまいます。食べ物に関する行動ばかりに注目しているとと、本当の原因が見えなくなってしまいます。その錯覚にとらわれてしまう結果、克服への道のりからはずれてしまうのです。解決策は、食べ物とは全く違うものが握っているのですから。

この古いイギリス民話は、空に輝く星にどうしても触りたいと願っていた少女のお話です。少女は毎晩眠りにつく前に、ベッドに寝転んでは窓から見える星を眺めていました。晴れた夜には、とても明るくきらきらと輝く星を見て、とても幸せな気持ちになっていました。少し曇った夜には、雲とかくれんぼをして遊んでいる星を見つめていました。暴風雨の夜には、星たちは姿を現しませんでした。それでも彼女は、きっと雲の後ろに隠れているんだろうな、と思っていました。

とある暖かい夏の満月の夜、彼女はずっとあこがれていた星を探しにいくことにしました。歩いて歩いて、池にたどり着きました。その水面は鏡のようでとても穏やかでした。「こんばんは」と彼女。「空のお星さんを見つけたいんだけど、どうやったらたどり着けるか教えてくれない？」

「あぁ、それならすぐそこ、僕の顔の中にいるよ。飛び込んで捕まえな」と池。

女の子は池の中でピカピカと光る星を見て、迷わず飛び込みました。星を捕まえられるようにと手をおわんのようにしていましたが、ひとつも取れませんでした。

さらに歩き続けて、今度は泡立っている小川にたどり着きました。「こんばんは」と彼女。「お空の星さんを見つけたいんだけど、手伝ってくれない？」

「おぉ、もちろん」と小川。「星たちならいつもここにいるよ。石の間を流れる水の中で踊ってるんだ。入ってきて捕まえな」

そこで彼女は、少しでもすくえるようにと手をおわんのようにして、小川に入っていきました。しかし、ひとつも取れません。

「ここに本当に星さんたちがいるとは思えないわ！」。彼女はがっかりして泣き出してしまいました。

「いや、ここにいるように見えるんだから、いるのと同じことだよ」と池。

「いいえ、違うわ」と彼女は言い張りました。

またまた歩き、今度は丘で踊っている妖精たちに出会いました。「こんばんは」と彼女。「お空のお星さんを見つけたいんだけど、手伝ってくれない？」

「お星さんたちならここにいるわよ。私たちが踊っている草むらの露の中にいるのよ。ここへ来て一緒に踊りましょうよ。そしたら捕まえられるわよ」

そこで少女は妖精たちの輪に加わって、草むらから星をすくい上げようとしながら踊り続けました。しかし、またしても何も取れませんでした。イライラした彼女は、苔だらけの切り株に座って、くるくると飛び回っている妖精たちに言いました。「ずっと探し続けているのに、ぜんぜん見つからないの。手伝ってくれない？」

するとs妖精たちの一人が彼女の周りで踊り始め、高く甘い声で言いました。「そんなにお星さんたちを見つけたいなら、どうやったら手が届くか教えてあげるわ。後ろに進んでだめなら、前に進みなさい。正しい道を進むことよ。四本足さんに足なしさんのいるところまで運んでくれるように頼んだら、段差のない階段に連れて行ってくれるわ。もしそれを上りきれたら、お星さんに手が届くわよ」

少女はすぐさま立ち上がって、正しい道を歩いていることを確認しながら、前へと進み始めました。木の下で草を食べている馬に出会いました。「こんばんは」と彼女。「お空にいる星さんを見つけたいんだけど、そこまで運んでくれない？」

「星が空のどこにあるかなんてわからないよ」と馬。「僕ができるのは、妖精たちに仕えることだけなんだ」

「今さっきまで妖精さんたちと踊っていたの」と女の子。「それでね、四本足さんに、足なしさんのいるところまで運んでもらうように、って言われたの」と続けました。

「そうか。僕は確かに四本足だし、妖精たちがそう言うなら、足なしさんのところまで連れて行ってあげるよ。背中に乗りな。さぁ出発だよ」と馬。

彼女は陸地の果てまで馬に乗って行きました。そこには海が広がり、地平線が見えていました。遠くには鮮やかな色をしたリボンが見え、空に向かってアーチ状に伸びていました。

女の子はそこで馬を下り、水辺に立ちました。とても大きな魚が彼女のそばまで泳いできました。「こんばんは」と彼女。「段差のない階段っていうのを探しているんだけど、そこまで連れて行ってくれる？」

「悪いけど、妖精以外の言うことはきけないんだ」と魚。

「今さっきまで妖精さんたちと踊っていて、四本足さんに足なしさんのところまで乗っけてもらうようにって言われて、足なしさんがその段差のない階段っていうところまで連れて行ってくれるって言われたの」と彼女。

「そうか、そうときたら背中に乗りな。僕は確かに足なしだ。段差のない階段とやらまで乗せていってあげるよ」と魚。

そうして彼らは出発し、女の子はしっかりと魚の背中につかまり、色鮮やかなアーチ状のリボンが伸び上がっている地平線へとたどり着きました。「ほら、ここだよ」と魚。「気をつけて上るんだよ。結構大変だからね」

彼女は魚の背中から下り、その鮮やかなアーチを上り始めました。魚が言ったとおり、簡単ではありませんでした。それでもゆっくり慎重に、数センチずつ進んでいきました。だんだんと疲れてくると、ときどき手が滑り、後ろに転びました。そこはとても寒く、真っ暗闇に包まれていましたが、アーチの頂上にたどり着いて明るい光に包まれるまでしっかりと上り続けました。やっとです！　やっと星たちに会えたのです！　彼女はきらきらと光る星に触ろうと手を伸ばしました。遠くへ遠くへと手を伸ばしていると、突然バランスを崩してしまい、後悔と満足感の混じったため息とともに、下の暗闇にあれよあれよと落ちていきました。

目を覚ますと、朝でした。ベッドに寝ていることに気がついた彼女は、「あれ、お星さんに触ったよね？」と不思議に思いました。「それともただの夢だったのかな」

そしてずっと握りしめていた手を開くと、その手には細かい星屑がありましたとさ。

食べ物や太ること、ダイエットに関する葛藤から解き放たれるというのは、星に触るのと同じくらい不可能なことに思えるかもしれません。しかしこのお話の本当のポイントは、夢を実現するためには錯覚を追いかけることに時間を使いすぎてはいけないということです。この女の子は最初、池や小川に映る星に惑わされてしまいましたが、すぐにそれは単なる鏡像で、本当の星ではないことに気づきました。乱れた食行動や摂食障害の場合、食べ物との葛藤は、単に私たちが本当に苦しんでいる物事の鏡像でしかないのです。ですから、食べ物自体が問題ではないと正しく理解しなければなりません。

もし食べ物や痩せること、そしてダイエットに執着しているなら、食べ物に関する行動は、人生で本当に苦しんでいることから気をそらすためのものなのです。太っているように感じるのはとても苦しく辛いことですが、太っているという気分に集中することで、解決できそうにもない嫌な気持ちを実体的なものにして、いわば定義を与えることができます。食べ物に集中することは、文字通り、そして比喩的にも、問題の根源に「手を触れる」方法のように見えます。しかし、池に映った星のように、それはただの錯覚なのです。

ここで「ファットアタック」という言葉を紹介します。乱れた食行動で苦しむ人は親近感を持つことでしょう。ファットアタックというのは、まるで一晩で十キロも体重が増えたかのように、突然すごく太ったような感覚に陥ることです。現実には、一晩でそんなことは起こらないとわかっています。それでも、確かに十キロ太ったように感じるのです。昨日は絶好調な気分ではなかったとしても、まあまあだったかもしれません。ところが今日突然、とんでもなく太ったように感じるのです。いったい何が起こっているのでしょう?

ファットアタックに陥っているときというのは、何か他に、あなたの気分を害することが起こっているサインなのです。お母さんが言ったことに腹を立てていませんか?　デートを控えて緊張していますか？　職場の上司にイライラしていませんか？　友達に言ってしまったことを後悔しているとか？　こういった感情にどうやって対処したらいいのかわからないでいると、自分がどれだけ太っているかにひどく集中してしまい、本当に解決しなければならない問題は背景にかすんでいってしまいます。自分が太っていると感じるのは、感情に直面するのと同じくらい辛いことですが、少なくとも、あなたには解決策がわかっています。体重を減らす、ということです。

ファットアタックは慢性的に抱いている体重についての不快な気分とは違って、突然襲ってくるうえに強烈です。ファットアタックからくる感情はとてもリアルに感じられますが、現実に基づいて起こるものではありません。そして、まるでそれは苦痛の種のように思えますが、実際は本当の悩みの鏡像でしかないのです。

あなたの本当の問題が、お母さんとのひどい関係や、耐えられない結婚生活、嫌で仕方のない仕事、あるいはたくさんの人がいる部屋の中でも感じる孤独感だとしましょう。すべて、打ちのめされそうになる、大きくて複雑な問題です。

ここで食べ物のお出ましです。もし拒食をすれば、あなたは食べ物のことばかり考えます。過食嘔吐をすれば、空いた時間は過食の計画を立て、隠れて吐ける時間と場所を探すことに費やされます。無茶食いをするなら、ひたすら食べ物、食べ物、食べ物に集中します。すると不思議なことに、家、学校、職場、人間関係での問題が消え失せてしまうような感じがします。

「真の問題」に対処するには、まだ培っていないスキルが必要かもしれませんし、解決するなんて虹を上るのと同じくらい不可能なことのように感じられるかもしれません。けれど、本当の問題が引き起こしている錯覚に惑わされることなく、乱れた食行動の陰に隠れている葛藤や感情を表に出して解決することに全力を注ぐことができれば、乱れた食行動の役割や意図を知ることができます。まだうまく対処する方法を知らないがゆえにあなたを苦しめている数々の問題から、乱れた食行動がどれだけ気をそらしてくれているのかに気づくことでしょう。また、これから直面するであろう恐怖や過去の痛みからも、その時々に気をそらしてくれている、ということにも気づくでしょう。乱れた食行動がこんなにも依存的なのも、無理はないのです。

しかし、それから感じる安心感は一時的なものでしかありません。つまり乱れた食行動は、今経験している感情的なストレスから一時的に目をそらせる術にすぎないのです。ストレスそのものを消し去ってくれるわけではありません。食べ物に関する行動は、悲しみや怒り、恐怖から気をそらしくれますが、そもそもの問題解決にはならず、むしろ悪化させてしまいます。内面で感じているストレスは大きくなり、乱れた食行動は増えるばかり。何度も言いますが、食べ物や食行動で本当の問題は解決しないのです。

乱れた食行動から解放されるという夢を追うと決めたなら、星を触りたいと願うだけではどうにもなりません。前に進み、正しい道を歩き、痩せれば幸せになれるという錯覚に惑わされず、また、ダイエットを続ける十分な意志があればいいんだ、カロリー計算が解決策だ、食べ物が問題なのだという信念にも惑わされないという、強い決心と覚悟が必要なのです。

第5章

依 存

――精神的、感情的な飢え

多くの女性は、乱れた食行動の依存性になかなか気づくことができません。痩せへの執着や、しつこく追いかけてくる満たされることのない食欲がもたらす容赦ない苦しみを経験してようやく、それに気づくことになります。完璧な体型以外はすべて気に入らないと否定したり、「もっともっともっと欲しい！」と叫んだりする内なる独裁者を黙らせることができない自分に気づくのです。

この依存から解放されたくてたまらない女性たちは、飽くなき食欲や不完全な自分の体型を忌み嫌っています。それは、感じている飢えのすべてが身体的なものだと勘違いしているからです。だから食べ物を敵視し、自分の体を太ることとの闘いにおける裏切者のように見なすのです。どんな依存症で苦しむ人にも見られるように、彼女たちもまた否定の波に巻き込まれてしまって、心が訴えている飢えに気づくことができません。心にぽっかりと空いた穴が見えないのです。具体的なものと象徴的なものの根本的な識別ができず、具体的なもの、つまり食べ物に執着してしまいます。依存の対象物がより大きな何かを意味しているということや、それが本当に望んでいるものの**象徴**でしかないということも理解できません。自分の味わっている空しさが魂や心の空虚感であって、身体的な飢えではないということを理解できていないのです。

依存対象はひとつのものから別のものへと移ることがあります。ある女性はアルコール依存や麻薬依存を克服している途中で、突然食べることへの依存に陥ってしまったのかもしれません。また他の女性は食への依存を運動への依存で置き換えたり、過食依存を買物依存で置き換えたりするかもしれません。真の飢え、つまり本当に切望しているものを特定しないかぎり、依存的な行動から解放されることは不可能ですし、ひとつの依存からまた別の依存へと渡り歩いてしまいます。

依存は、耐えられないと感じた現実から私たちを逃避させてくれます。解決できないように感じる悩みやジレンマからの避難ルートとなってくれるのです。自分が嫌でたまらないとき、そして存在していること自体に苦しみや疑念を抱いているとき、依存は私たちを無意識の状態へと誘います。無意識状態にあると私たちは何も感じませんし、痛みや混乱、苦悩の存在もわかりません。過食をしたことのある人は、誰もがトランス状態を経験したことがあるでしょう。過食が続くかぎり、現実の影が薄くなったような感覚に陥ります。逆に自分を飢えさえている人は、だんだんと麻薬中毒のような「ハイ」な状態の誘惑に勝てなくなるような経験をします。走ることに依存している人も、よく陶酔感を味わいます。

食べることやダイエットに依存している女性たちは、自分の体を大いに恐れています。体には感情というものが存在しているので、感情を感じたくないがゆえに、体に一切の愛情を与えず、見捨てようとしてしまうのです。体とつながりを持つということは感情ともつながるということを意味し、彼女たちにとってそれは不快で苦痛なことなのです。感情というのは思考同様、簡単に整理して理解できるものではありません。また、行動と違って、コントロールすることができません。

依存性のある行動は、感情をコントロールしようとする努力を表しています。そしてそれ以上に、**人生自体**の流れをコントロールしようとするものです。依存症に苦しむ人は、物事をありのまま、自然の流れに任せるということができません。常に正しいあり方、より良いあり方、そしてより完璧なあり方でなければ気がすまないのです。

依存は、自分自身や自分の感情、友達や愛する人、そして依存がなければ気づけたであろう人や物事と共に今この瞬間に存在する、ということを不可能にしてしまいます。今を生きる代わりに、さっき食べたもののカロリーに苦しめられるのです。人生と向き合うのではなく、過食やダイエットに関する強迫的な思考の中に撤退してしまいます。次の過食の計画をし、次のダイエットの準備をすることにエネルギーを使うことで、自分自身を今現在から切り離し、心を将来へと押しやり、目の前で展開している人生を見逃してしまうのです。

今この瞬間、現在に存在できてはじめて、充実感を味わい、人生から栄養をもらっていると感じることができます。人生は今この瞬間に起こっているからです。もし今、この本を読んでいるあなたが昨日のことや明日の計画を立てることにとらわれているなら、子どもの笑顔や友達からのほめ言葉、バラの香りや大好きな曲、そして美しい夕焼けなど、今目の前で起こっていて、心の糧になり得ることを見逃しています。だから延々と飽くなき飢えが続き、空虚感も増すばかりなのです。

さて、この章では依存という言葉を何度も使っていますが、摂食障害はアルコール依存や麻薬依存のような物質依存ではなく、**行動**依存だということを覚えておいてください。つまり、乱れた食行動に苦しむ女性は、食べるという行動に依存しているのであって、食べ物に依存しているわけではないのです。

アルコール依存のような**物質**依存の治療では、依存対象（つまり、アルコール）を生活から取り除くことが大切になります。依存しているのはアルコール自体であって、飲むという行動ではないからです。アルコールは私たちの生命維持に必要なわけではないのに対して、食べ物は必要不可欠です。アルコールはなくても生きられますが、食べ物なしでは生きられません。

残念ながら、摂食障害をアルコール依存や麻薬依存と同じように、物質依存として治療しようとする医療従事者がいるのは事実です。そうした医療従事者は、「禁欲」や食事プランを勧めます。しかし、このようなアプローチが成功することは、ほぼありません。なぜなら、依存対象となっている乱れた食行動ではなく、食べ物自体を重視しすぎているからです。減量目的のダイエットにも同じことが言えます。食べる物や量を制限したり、カロリー計算をしたり、ハーブやサプリメントを使ったり、食事プランを立てたりと、まるで食べ物に問題があるかのように食べ物を重視しすぎているからです。

問題は食べ物ではありません。

乱れた食行動を克服するには、衝動を引き起こす本当の飢えを見つけなければなりません。乱れた食行動とその衝動は、真のニーズや心の奥深くに眠っている欲求を象徴しているにすぎないのです。依存的に食べているときこそ、何かに対する飢えが象徴的な形となって提示されているのであり、本当の飢えは何なのかを考えなければならないのです。特定の食べ物を排除したり食行動を制限したりすると、逆に、象徴の背後にある真の意味を学ぶ機会を失ってしまいます。

食行動に依存している人というのは、心や魂の飢えに苦しんでいます。食べ物に対する強い欲望は、実は、心や魂が糧を求めているのです。理想的な母親、つまり、慈愛にあふれ、苦痛を和らげ、ありのままの自分を受け入れてくれる典型的な「良い母親」を切望しているのも決して珍しいことではありません。そしてこのような「何か」こそが、冷蔵庫の前に立って探しているものなのです。それが、買い出しの際に見つけようとする、本当に欲しいものなのです。どれだけアイスを流し込もうと、どれだけクッキーを食べようと、どれだけマフィンをむさぼろうとも、欲望を満たすことはできません。なぜなら、食べることで満たされているのは胃であって、心や魂ではないからです。

乱れた食行動を克服するには、飢えているということをまず認識しなければなりません。自分が必要としている食べ物は、物質的な食べ物ではないという理解が必要不可欠です。精神的な飢えを認識して、それが象徴するものを認識できてはじめて、本当の意味で飢えを満たすことができます。

これからお話しするバントゥー族の民話は、昔々アフリカで起こった大飢饉についてのものです。その頃、干ばつのせいで土地は干上がり、作物もだめになり、動物を捕まえることすら困難でした。

　ある日、ライオン以外のすべての動物がこのジャングルを抜け出して、食糧のある土地を探し回ることに決めました。百獣の王ライオンはこの地に残り、自分の王国を支配することにしたのです。ゾウ、キリン、ウサギ、カメ、サル、シマウマ、そしてガゼル一行は食べ物のある土地探しへと出発しました。大きな川を渡り、どこにたどり着くか検討もつかないまま、平地を何日も歩き続けました。

　しばらくして、一向は平地の端へとたどり着きました。そこには遠くからも見えていた、この周辺ではただ一本の背の高い木がありました。近づいてみると、なんということでしょう。今までに見たことのない、よく熟れて甘い香りを漂わせているフルーツがたくさんなっていたのです！　ザクロのように赤く、マンゴーのようにオレンジ色で、バナナのように黄色く、スモモのような紫色をしていて、世界中の果物を集めたかのように、良い香りが漂っていました。

　ところが、こんなに美しくて美味しそうな果物がなっていたのに、動物たちは挫折と絶望に打ちひしがれました。その木はとても高く、枝も地面からはるか上に生えていて、キリンの長い首をもってしても一番下になっているフルーツを取れなかったのです。そして木の幹はツルツルとしていて、機敏なサルですら登れませんでした。

腹ペコだった一向は、木の下で疲れ果ててしまいました。「どうすればいいんだ……」と嘆きながら。すると年取ったカメが言いました。「私のひいひいおばあちゃんが、いつかこんなふうに美しくて美味しそうな実のなった木のことを話してくれたさ。木の名前を知っている者だけが、実に届くことができるんだと」

「どうやったら名前がわかるんだい？」と皆一斉に聞きました。

「ライオンが知っているんだよ。誰かジャングルに戻って、聞きに行かないといけないんだ」とカメ。

そこで、一番足の速いガゼルが行くことになりました。足の速さが自慢のガゼルは、ジャングルまで一気に走り、ライオンの家がある川のそばに着きました。「何が欲しいんだね」とライオンはガゼルに聞きました。

「王様」とガゼル。「動物たちは皆とてもお腹を空かせています。何日もかけて食べ物を探し回りました。そしてやっと、色とりどりの素晴らしい実がたくさんなっている木を見つけたのです。しかし、その木の名前を知らないと、実は手に入らないのです。動物たちはますます飢えてしまいます」

ライオンは少し考えてから言いました。「わかった。名前を教えてあげよう。自分の王国に住む動物たちがこれ以上苦しむのは、もう見たくないからな。ただし、一回しか言わない。

この特別な名前を何度も言いたくないし、他の人に聞かれたくないからな。よく聞いて、覚えねばならぬぞ。その木の名前はウンガリだ」

「ウンガリですね」とガゼル。ライオンにお礼を言って、「僕みたいに足の速いやつを送るなんて賢いやつらだ。僕が戻ったら感謝して喜ぶだろうなぁ」と考えながら、平地へと一目散に走りました。余計なことを考えていたので、動物たちが待っていたところのすぐ近くにあったウサギの巣穴に気づきませんでした。巣穴に足を引っかけてしまったガゼルは、その勢いで頭からまっさかさまに、ひづめで宙を掻きながら木の根元まで落ちていき、ドシンと鈍い音を響かせました。

動物たちが彼の周りに集まってきて、希望と期待に満ちた声で「木の名前は？」と聞きました。

しかし、ガゼルは動物たちをぼうっと見つめ返しただけでした。どうしても名前を知りたい動物たちは、「木の名前はなんだい?!」と何度も何度も叫びました。

「覚えてないよ」とつぶやくガゼル。「思い出せないんだ」

動物たちは嘆きました。「誰か他の者を送り出すしかないな。誰か、何があっても覚えていられる者を」

そこで、今度はゾウが行くことになりました。彼女の記憶力の良さには定評があったのです。ゾウは自分の記憶力を誇りに思いながら、のっしのっしと、だだっ広い平地を歩いてきました。ライオンの住む川の近くに着くと、「何が欲しいんだね」とライオン。

「王様」とゾウ。「動物たちは皆とてもお腹を空かせていて、私は……」

「わかっておる。わかっておるよ」とライオンはせっかちに言いました。「素晴らしい実のなる木の名前だろう？　教えてやるが、絶対に忘れるでない。もの他の者には絶対に言わないからな。名前はウンガリだ」

「絶対に忘れません」とゾウは得意げに言いました。「私は何ひとつ忘れないんです」。ジャングルを抜け、平地を横切りながら思いました。「この私が忘れるわけがないじゃない！このジャングルに生えてる木の名前、全部言えるわ」。そして、ひとつひとつの名前を言い始めました。自分の記憶力に大いに感動した彼女は、アフリカ中の木の名前を思い出し始め、やがて世界中の木の名前を思い出し始めました。余計なことを考えていた彼女は、前日にガゼルが足を引っかけたばかりのウサギの巣穴に足を踏み入れてしまいました。しかし、ガゼルと違って、彼女の足はとても大きく、穴にすっぽりとはまって抜けられなくなってしまいました。

一生懸命に引き抜こうとしましたが、びくともしません。まだ力尽きていなかった動物たちが「木の名前は?!」と叫びながら走ってきました。

ゾウは怒りに任せて何度も何度も、ようやく足が抜けるまで引っ張り続けました。「木の名前はなんなんだい？」と動物たちはもう一度聞きました。

「覚えてないわよ」と不機嫌そうにゾウ。足をさすりながら、「そんなこと、もうどうでもいいわ」。

動物たちはあまりにもお腹が空いて疲れ果て、文句のひとつも言えませんでした。泣き出した者もいました。もうどうしていいかわからなかったのです。すると、とても若いカメが言いました。「私が行って、名前を聞いてくるわ」

「君は若すぎるし、小さすぎる、そして何より歩くのが遅すぎるよ」と動物たち。

「わかってるわよ」と若いカメ。「でも、この木のことを知っていた私のひいひいひいおばあちゃんが、どうやって覚えるかを教えてくれたのよ」

動物たちが返事のひとつもする前に、若いカメはゆっくりと大きな平地を歩き始めました。一歩一歩、ライオンが住むジャングルの川へと歩みを進めていきました。

ライオンは若いカメを見て不機嫌に吠えました。「もしお前が木の名前を聞きに来たんだったら、忘れな！　もう二回も言ったんだ。ガゼルとゾウに、その木の名前はウンガリだと伝えたし、もう他の者には言わないとも忠告したんだ。だからお前にはもう教えないよ」

若いカメはていねいに、時間を割いてくれてありがとうとお礼を言いました。そして、ジャングルを出発すると同時に、「ウンガリ、ウンガリ、あの木の名前はウンガリだ」とつぶやき始めました。「ウンガリ、ウンガリ、あの木の名前はウンガリだ」と繰り返しながら平地を渡りました。「ウンガリ、ウンガリ、あの木の名前はウンガリだ」。どんなに疲れても、喉が渇いても、「ウンガリ、ウンガリ、あの木の名前はウンガリだ」と言い続けました。彼女のひいひいひいおばあちゃんからの教えを守ったのです。彼女もまた、ガゼルとゾウがはまったウサギの巣穴の底に落ちてしまいましたが、這い上がりながら、「ウンガリ、ウンガリ、その木の名前はウンガリだよ」と言い続けました。

動物たちは誰も、その若いカメが近づいてきていることに気づきませんでした。ただ、自分たちはなんて不幸なんだろうと考えながら木の下で寝っ転がっていたのです。まっすぐに近づいてきた若いカメは、大きな声で言いました。「ウンガリ、ウンガリ、その木の名前はウンガリだよ」

動物たちは驚いて目を上げました。そして、彼らが目にしたのは、下へと曲がってきた木の枝でした。これでやっと、ザクロのように赤く、マンゴーのようにオレンジ色で、バナナのように黄色く、スモモのような紫色をしていて、世界中の果物を集めたかのような良い香りを漂わせているフルーツに手が届いたのです。

動物たちはお腹いっぱい食べました。嬉しくて陽気になった彼らは、若いカメを空高く胴上げしました。そしてうたったり、何度も何度も「ウンガリ、ウンガリ、木の名前はウンガリだ」と合唱したりしながら、木の周りを行進しました。名前を忘れたくなかったのです。そして以後、忘れることはありませんでしたとさ。

この物語の動物たちのように、心の大飢饉にピリオドを打とうと決めた女性は、まず自分の空腹の名前を見つけなければなりません。それができてはじめて、本当の意味で飢えが満たされるからです。物語に出てきた木は、神秘的で神話的な生命の木です。ありとあらゆる果物の色や香りを持ち合わせた、誰も見たことがない実を付けています。感情的に、そして精神的に飢えた女性を満たすことができるのは、この生命の木なのです。彼女が探し求める栄養というのは、今までに見たことのない食べ物から得る心の糧なのですから。

空腹感の名前（原因）を知るためには、自分が歩んできた過去をさかのぼり、人生という大平原を渡り、自分の心というジャングルの奥深くへと旅し、内なる支配者の住む感情の川を見つけて尋ねなければなりません。「今私が感じている空腹感の名前は何？」と。

しかし、ただ名前を知ればよいというわけではありません。飢えを満たすにはその名前を覚えておかなければなりませんし、乱れた食行動を克服するための旅路を歩く一瞬一瞬、それを心の最前線においておかなければなりません。依存パターンに陥って、真の飢えを満たすことのできない食べ物に手を出しそうになるたびに、そして食べ物で心の痛みや傷ついた魂を癒せるのではないかという依存の罠にはまるたびに、本当に切望しているものを思い出さなければなりません。自分に、「今本当に欲しいのはこれじゃないよ。本当に欲しいのは愛情。今欲しくてたまらないのは、思いやりと受け入れられること。クリエイティブに自分を表現すること。そして人との心からのつながりなんだよ」と思い出させてあげなければならないのです。

本当に切望しているものを自分に気づかせてあげることをしっかりと習慣として定着させ、飢えを自覚しながら一歩一歩根気よく歩き続ければ、もうこのステップを忘れることはありません。そして忘れないからこそ、人生で本当に必要な糧を手に入れることができるのです。

私の経験から、物質依存とは異なり、摂食障害は完璧に克服することができると言えます。アルコール依存症の人は、何年も禁酒できていたとしても、アルコールを一杯飲んだだけで再発のリスクにさらされることがあります。しかしこれは摂食障害には当てはまりません。一度きちんと克服すれば、残りの人生を食べ物や体型、そしてダイエットに関する葛藤なしで生きることができます。身体的な空腹感がないときの食べたいという衝動が、本当の飢えに気づくためのサインなのだとわかるようになれば、真の切望を満たす方法を発見することができるのです。

第6章

象徴

——飢えをメタファーとしてとらえる

私たち人間のほとんどにとって、食は、単に体に栄養を与える以上のことを意味しています。愛されていないと感じたときに、食べることでそれを埋め合わせようとしたりします。食べ物は慰め、温かさ、そして安心感さえも与えてくれるかもしれません。食とのこのような関係は、赤ちゃんのことを考えると納得がいきます。私たちが生まれて初めて経験する愛情表現は、たいてい、お母さんの腕に抱かれるというものであり、そこで私たちはお乳やミルクを与えられます。したがって、成長するにつれて、十分に愛されていないとか、受け入れられていないと感じるようなことがあると、その経験と食べることに大きな関連性が生まれても不思議ではないのです。感情的に満ち足りていたこの経験を思い出すために、自分に食べ物を与えることでそれを再現しようとするかもしれません。しかし、私たちが本当に求めているのは愛情であるということに気がつかないのです。

また、悲しみや痛みを感じているときに、慰めや精神的な支えの代わりとして食べるということもあります。これは多くの家庭や文化で頻繁に見られます。私たちは、痛みはすぐに取り除かれるべきもので、経験しないほうがよいと教えられます。子どもが病院に行って注射を受けると、ぺろぺろキャンディをもらう、ということがよくあります。もしくは、愛する人が悲しんでいると、何かおいしいものを食べさせて元気づけようとすることも多々あります。

さらにまた、感じたくない気持ちから逃れるために、麻薬やアルコールの使用・乱用と同じように、食行動を用いることもあります。戸惑いや葛藤にうまく対処できないとき、自分を飢えさせれば肉体的な感覚を感じなくなり、自分の気持ちに何が起こっているのかを感じなくてすむことに気がつくかもしれません。もしくは、大量の食べ物を一気食いしたり、嫌な感情を抱くたびに少量を休みなく食べ続けたりすれば感情を押し込めることができる、と感じるかもしれません。お腹いっぱいになりすぎると呼吸がしにくくなります。呼吸ができないということは、感情を経験できないということです。

最近たくさん食べたときのことや、もう動けないほど食べたときのことを思い出せますか?

罪悪感にさいなまれる前に、どんな感覚を感じていたか覚えていますか？　全く感情を意識できず、麻痺したように感じていたかもしれません。少なくとも、食べている間や食べ終わった瞬間は、次の日の試験のことや旦那さんとの喧嘩、行きたくない職場のことなど、全部忘れることができたでしょう。

常日頃から孤独感や空虚感を抱いている人にとっては、食べ物が誠実な仲間のように感じられることがあります。そのため、人生で感じている空虚さを埋めるために食べて満腹感を味わおうとしたり、孤独を感じなくていいように自分を飢餓状態に追いこんだりするのです。そうすれば、新しい人と出会ったり、いつかは自分のことを見捨てるかもしれない他人と近づきすぎたりするリスクを避けられる、というわけです。

そして多くの人にとって、食べ物は、言葉で直接どう伝えてよいかわからない思考や感情を伝える道具となっています。ダイエットを意識し、子どもの食べる物をコントロールするような親を持った子どもが、「私をあんたみたいにしようとしたって、そうはさせない。私は私だから」と言葉で言う代わりに、体重を増やしたり、自分が人生をコントロールしていると「見せつける」ために極度に痩せてみせたりするということがあります。

私たちは誰もがある程度、食べ物を体への栄養源とは違った用途で使っています。しかし、食べ物を唯一の対処法として使うようになってしまうと、それは問題です。そうなると愛情を得るためや、心理的ストレスに対処するため、怒りを伝えるため、そして悲しみに耐えるために同じことを何度も繰り返して、「馬鹿のひとつ覚え」のようになるからです。このサイクルにはまってしまった女性は、飢えを感じたときに、それをすべて食べ物への飢えだと勘違いしてしまうのです。

しかし、飢えにはいろいろな種類があります。慰めやいたわり、自己表現、精神的な充実感への飢えを意味していることもあります。これらのニーズが満たされていないと、心のどこかで空虚感を抱きます。しかし、すべての飢えが食べ物に対するものだと誤解してしまうと、本当に飢えているものへの渇望はより深く埋め込まれ、顧みられなくなってしまいます。

食べ物や食べることに関する葛藤から解放されるためには、メタファーについて学ばなければなりません。空腹感はさまざまな感情、ニーズ、そして欲望を表しています。私たちの体はよく、メタファーを使って何かを伝えているのです。「首の痛み」が、人生において解決しなければならない、癪に障るような状況を抱えていることを意味する、というように。誰もが一度は、「悩みを打ち明けて胸のつっかえをおろす」必要性を感じたことがあるはずです。「胸が張り裂けそう」と感じたり、「直観的な（肚の底からの）反応」を抱いたこともあるでしょう。

乱れた食行動を克服するには、空腹感に隠されている意味を探し出さなければなりません。そうすることで、無茶食いしたいという欲望は、心の何かが満たされていないことの表れだと気づけるようになるのです。胃に物を詰め込むのは「受け入れたくない」感情や「煩わしい」感情を押し込めるときの癖かもしれません。ずっと食べ続けないといられないのは、常に感じている空虚感の表れかもしれません。体脂肪率ゼロへの執着は、女性らしい体の曲線美を隠したいという思いのせいかもしれません。

昔々、日本のとあるところに一人の陽気なお婆さんがおりました。一人で丘の中腹にある小さな家に住んでいました。卵を産んでくれる鶏を数羽飼っていましたが、それ以外のものはあまり持っていませんでした。食べる物もあまりなく、いつもお腹をすかせていました。

ある夜、お婆さんは質素な夕食のためにお団子をこしらえにかかっていましたが、いくつか取り落としてしまいました。団子は調理台から床に落ち、そのまま玄関を出て、丘をころころと転がっていってしまいました。お婆さんはたいそうお腹をすかせていましたので、ひとつも失くすまいとその団子を追いかけていきました。

団子はますます速度を増しながら、岩にぶつかるまでどんどん転がり続けました。すっかり息が上がってしまったおばあさんは、笑い転げながらその団子を拾おうとしました。すると、岩の後ろから、長くて恐ろしい毛むくじゃらの手が伸びてきて、団子を引っさらっていってしまったのです。

お婆さんが岩の裏をじっと見ると、大きな化け物が岩の隙間を走り去っていくのが見えました。「私の晩御飯！　私の晩御飯！」と叫びながら、お婆さんは大急ぎで、真っ暗な狭い道を走っていく化け物を追いかけました。化け物は大きな洞穴にたどり着くまで走り続けました。そこには、変な格好をした大きな化け物が何匹もいました。

お婆さんは、頭から角を生やし、耳から耳まで広がる大きな口をし、真っ赤な目が三つもある醜い化け物が一斉に自分を見つめているのに気づき、足がすくんでしまいました。そして、自分が鬼の洞穴に来てしまったんだ、と気づきました。

お婆さんはお腹が空いていましたので、鬼どもが自分の大切な団子をがつがつとむさぼっているのを見て、恐怖を忘れ、腹を立てて叫びました。「それは私の団子だよ！　私の晩御飯を盗むんでないよ！」

鬼はお婆さんを見つめ、毛むくじゃらの手を舐めまわし、尋ねました。「お前がこの団子を作ったのか？」

「そうさ」とお婆さんは答えました。「わたしゃ団子が作るのが得意なんだよ」とつい自慢気に言いました。

鬼は、「それなら俺らのところに来てもっと作っておくれよ」と言いながら、さらに洞穴の奥へと進んでいきました。晩御飯を食べたくてしかたなかったお婆さんは、鬼についていきました。迷路のような道を進み、やがて巨大な鍋があるところにたどり着きました。鬼は数粒の米とたくさんの水を鍋に入れました。

「それだけじゃ足りないよ」とお婆さん。すると鬼はお婆さんに木のしゃもじを渡し、「これでかき回すんだ」と教えました。

鬼の言った通りにすると、鍋はあっという間に米でいっぱいになり、お婆さんはたいそう驚きました。鬼どもにたくさん団子をこしらえ、自分もお腹いっぱい食べました。

「お腹もいっぱいになったことだし、わたしゃそろそろ帰るよ」とお婆さん。「道を教えてくれんかね？」

「そりゃだめだ」と鬼はうなりました。「あんたはここに残って、俺たちのために団子を作るんだ」

お婆さんはちっともそんなことをしたくありませんでしたが、これだけの鬼に囲まれてしまい、道もわからなかったので、黙って従うことにしました。

お婆さんは鬼のために団子を作り続ける一方で、どうにかして逃げられないかと考えました。すると、お米を炊くときに使っている水が、川から流れてきていることに気づきました。鬼が泳げないことも知っていましたので、船でも見つけられれば逃げられると思いつきました。お米を炊き、鍋をかき回しているとき、ちょうど自分より少し大きな空っぽの鍋を見つけ、それを船の代わりに使うことにしました。

次の日、まだ鬼どもが寝ている朝のうちに（鬼は夜行性でしたので）、しゃもじを船代わりの鍋に入れて、川まで引っ張っていきました。そしてその鍋に乗り、しゃもじを使ってせっせと漕ぎ出しましたが、鍋を引っ張る音で鬼は目を覚ましてしまいました。すると鬼どもは、怒り狂ってすぐに川まで駆け寄ってきました。

お婆さんは、鬼たちが川の水をがぶがぶと飲みだし、まるで巨大な風船のように膨らみ始めたのに気づくと、急いでもっと一生懸命漕ぎました。ところが川の水はすぐに渇いてしまい、鍋も川底につき、魚もピチャピチャと跳ねていました。

そこでお婆さんは、「ほら、魚でも食べな！」と言いながら、鬼たちに向かって魚を投げつけました。貪欲でいつも食べ物を欲しがっていた鬼たちは、口を開けて魚を受け止め始めました。ところが鬼どもは、口を開けた拍子にこらえきれなくて、飲み込んだ水をすっかり吐き出してしまったのです。川は元の通り水でいっぱいになりました。それでお婆さんは、自分の頭の良さをクスクスと笑いながら、また鍋を漕ぎ始めました。

無事に向こう岸に着いたお婆さんは、鍋だけを川岸において、しゃもじを持って丘の上にある自分の家へと帰っていきました。

それからというもの、お婆さんはたいそう幸せになりました。というのも、お米の増える魔法のしゃもじのおかげで、自分の思うままに、いつでも団子がこしらえられたからです。
近所の人たちにも分けてあげられるほど、たっぷり作りましたとさ。

この日本の昔話のようなお話は、私たちをメタファーの世界へと誘ってくれます。メタファーの世界では、表面に見えている物事の裏に隠されている本当の意味を発見することができ、食べ物への執着から解放されるヒントを得られるのです。

このお婆さんは、私たちの多くがそうであるように、空腹感に突き動かされて食べ物を追いかけていってしまいました。あなたが今追いかけている食べ物は何ですか？　そして、それは何を象徴していますか？　また、あなたが満たそうとしている飢えは、何の飢えですか？　このお婆さんは食べ物を追いかけることで、地下に隠れているかのように暮らす、貪欲でとてつもない食欲を持つ鬼に出会いました。もしかしたらあなたも、この鬼のように、光がある日中には顔を出さないけれど夜になると現れる、そんな悪魔が自分の心の中にも潜んでいて、それと戦っているように感じていませんか？　その悪魔たちは何に飢えているのでしょうか？　あなたに、何を与えてほしいのでしょうか？

この物語も、あなた自身のお話も、文字通り解釈されるものではありません。文字通りにとってしまったら、とても馬鹿げていて全く価値のないものとしか見ることができません。けれど、物語の奥深くへと入り込んで心の中で物語をさまよい歩くと、物語の伝えようとしている真実に気づくことができます。そして、自分の苦しみを反映させて考えることで、自らの置かれている苦境の解決策に気づかせてくれるような真実に出会えるのです。

この物語では、真っ暗な地下に暮らす悪魔は鬼と呼ばれるものでした。あなたの無意識という暗闇に隠れている悪魔を、何と呼びましょうか。食べることへの依存？　孤独感？　拒絶されることへの恐怖？　金銭的な不安？　自己嫌悪？　（能力などが）十分でないと言ってくる悪魔？　十分に痩せていないと言ってくる悪魔？　あなたにがみがみ言って苦しめて、あなたを囚われの身にして、飢えを満たしてほしいと言っているものの正体はいったい何なのでしょうか？

この物語に出てきた、鬼にいくらでも食べさせることができる魔法のしゃもじを持っているとしたら、どんな食べ物を作りますか？　あなたが戦っている悪魔は何が食べたいのでしょうか？　あなたに何を食べさせてほしいのでしょうか？　注目？　愛？　お金？　自己肯定？　あなたの抱えている怒りでしょうか？

身体的でない飢えをただ文字通りの空腹感ととらえていると、それを満たすために食べ物を使い続けてしまい、いつまでたっても飢えは満たされません。しかし、飢えの正体を明確にして、何に飢えているのかをより深く認識できるようになれば、ふさわしい糧を見つけることができるでしょう。

第7章 感情 ——心からの贈り物

自分の抱く感情、特に負の感情と呼ばれるものに恐れを感じている人はたくさんいます。そしてそんな人たちは、痛みを感じてしまったら対処しきれずに打ちのめされてしまうのではないか、一度でも孤独を感じてしまうと永遠にそれが続くのではないか、怒りをじかに体験してしまうと物や人を傷つけて破壊してしまうのではないか、などと恐れながら暮らしています。その結果、恐怖や悲しみ、怒りや孤独感といった「悪い」感情を無視するか、必死にコントロールすることで、それらをなるべく感じないようにしてしまいます。

乱れた食行動で苦しむ女性たちは、誰よりも自分の抱く感情を恐れています。自分の体を疑い、体の最も正確なコミュニケーション手段である感情を大切にしていません。自分の体や気持ちから距離を置くためにありとあらゆる活動に取り組んだり、常に食べ物のことを考えたりしています。気をそらすためなら何でもします。彼女たちは、「頭で生きている」と言えるでしょう。というのも、思考に物事を支配させて感情をどこかに閉じ込めてしまっているからです。悲しいことですが、彼女たちの多くは、自己認識が克服への最も大切な鍵であるということに気づけないのです。

これからお話しする「特別な真珠」というベトナム民話は、癒しは感情をコントロールするのではなく、探究することでもたらされるということを思い出させてくれます。感情の奥深くを探っていくと、私たちが人生で遭遇するであろうすべての問題の解決策となるような、驚くほど素晴らしい贈り物が見つかる、ということを教えてくれるのです。

昔々、メコンの川岸に、ワという孤児《みなしご》が住んでいました。バスケットいっぱいのお米を背中に担げるようになった頃からずっと、彼女は村長のために働いていました。

村人たちはみな、一日中大変な仕事をしていました。そして、ほかの人たち同様、ワも満足に食べられるほどの手間賃はもらっていませんでした。背の高い木を切り倒したり、米の収穫時期には籾殻を剥いたりと、明け方から夕暮れまで働かなければなりませんでした。木を切れば手には水ぶくれができ、籾殻を剥けば手のひらは痒く、うろこのようにがさがさになってしまいました。彼女は毎晩、赤むけた痒い手につけるハーブを集めました。やがて、彼女はハーブの治療効果にとても詳しくなり、村人たちは傷を治そうと彼女に助けを求めるようになりました。

ある日、ワのところに村長の使いがやってきて、水田の近くの杭の上に建てられている米蔵を見張るように言いつけました。米蔵はたくさんのお米でいっぱいだったので、お腹をすかせていた彼女はそれが食べたくて仕方ありませんでした。しかし、彼女は主に言われたことを思い出しました。「私の米は悪霊に守られているんだ。もし一粒でも食べてみろ、悪霊はたちまちお前の心に取り憑くさ。そしてお前は死んで、稲として生まれ変わることになる！」

恐れおののいた彼女は、かわいそうにどんどんと飢えていきました。主が貯蓄米を好きなだけ食べてがっちりと太っていくのと反対に、彼のためにこつこつと働いている村人たちはどんどんと痩せ細って病気になっていく、という夢まで見たほどです。

ある晩、誰かがワの脇腹を強く蹴って彼女を起こしました。それは主の息子でした。「よぉ、怠け者のブタ女！　俺が戻ってくるまでにこのバケツを水でいっぱいにしておけ」

ワは驚いて飛び起き、川へと全力で走り、バケツいっぱいの水を汲みに行きました。水を入れようとため息をつきながらしゃがんだとき、川の水がやさしく彼女の足を包み込みました。すると突然、水が泡となってうたい出したのです。彼女は怖くなって、あわてて乾いた岸辺に逃げました。

すると、月明かりに照らされてキラキラと光っている水の泡から、背が高く、長いつやつやとしたガウンをまとった一人の少女が現れました。彼女はワに近づいてきて、震えていたワの手をとって穏やかな口調で言いました。「水の精の幼い娘さんが病気になってしまったの。それで妖精たちは、ワ、あなたがハーブに詳しくて娘さんを治せる、と言っているの。私と一緒に来て、彼女を診てくれないかしら？」

「できません。だめなんです、できません！」とワは大声で言いました。「ここに残って米蔵を見張らないといけないんです。もし主が、私がいなくなっていることに気づいたら、私、殺されてしまうわ」

「ワ、私たちを怒らせないでちょうだい。水の精はあなたの村の村長よりも偉いのよ。もし来なかったらひどい仕打ちを受けることになるわ」

するとワの目の前に道が開け、水の精の使いはワを水の道へと導きました。そこには、水辺で遊んでいるうちにサソリに刺されて具合が悪くなったという少女がいました。三カ月もの間、熱が続き、食べることも寝ることもできないでいるというのです。ワは彼女の傷を診て、妖精たちにどのハーブを集めてくればいいのかを伝えました。彼女がハーブの薬を塗ってあげた三日後には、少女はすっかり元気になりました。

水の妖精は、それはそれは喜んで、ワにお礼に何が欲しいかと聞きました。「私は、村でお腹をすかせている人たちを助けたい。それしか望んでいません」とワは答えました。

それを聞いた水の精は、彼女に貴重な真珠を渡して言いました。「この真珠があなたの願い事を何でもかなえてくれるわ」

ワは水の精にお礼を言って、乾いた岸辺へと戻っていきました。米蔵に戻ると、見張りのいない米蔵にたかっている鳥たちを目にして彼女はひるんでしまいました。なんと、鳥たちは貯蓄米の半分を食べてしまっていたのです！

ちょうどそのとき、通りすがりの老人が彼女に言いました。「三カ月もどこに行っていたんだね？　鳥たちがすっかり主の米を食べてしまったよ。主がすごい剣幕でお前のことを探してるさ」

ワは頭を抱え込んで座り込みました。三日間しか留守にしていなかったと思っていたのです。彼女は泣き始め、薄い衣服はすっかり濡れてしまいました。そのときでした。特別な真珠のことを思い出したのです。彼女はそれを取り出して言いました。「真珠よ、素晴らしい真珠。私が食べられるお米を持ってきておくれ」

すると突然、目の前にさまざまな味や色の食べ物がいっぱい載った、竹でできた大きな器が現れました。そして彼女の背後には、主の米蔵の三倍もの高さがある米の山が現れたのです。

彼女は再び真珠を取り出して言いました。「真珠よ、素晴らしい真珠。私に家と二頭の牛、そして雌鳥を数羽持ってきておくれ」。言い終わった瞬間、竹でできた土台の上に家が現れ、近くの土をつついている雌鳥たち、そしてそのすぐ隣にはがっちりとした牛が二頭、立っていました。

次の朝、ワは主の家へと戻りました。ワを目にするなり主は怒鳴り始めました。「使えない牛の糞のかたまりがやってきたぞ。あいつが私の米を盗んだんだ。丘でトラに喰わせてやろうじゃないか！」

「お米がなくなったのは私のせいではありません」とワは勇敢に言い返しました。「でも心配はご無用です。あなたが失った分を、私が元に戻して差し上げますから。息子さんに取りに来るように言ってください」

すると主の息子は言いました。「今すぐ受け取ってやるよ。一粒でも足りなかったら、皿にお前の頭を乗せて持って帰ってきてやる」

主の息子はワの贅沢な家に着き、たくさんの貯蔵米を目にして、あまりにも驚いて開いた口がふさがりませんでした。目ん玉も飛び出るかと思ったほどです。「さぁ、どうぞ好きなだけ持っていってください」。ワは言いました。「川に釣りにでも行ってくるわ」

ところが主の息子は、これほどの富を手にしたワを今までとは違った目で見ていました。「もうお前のお米なんか要らないよ」とどもりながらいいました。「代わりに結婚してくれ」

ワはただ笑って、「いいからさっさとお米を持っていってください」と言いました。「ずっとここに突っ立っていられたら迷惑ですから」

そうして息子は家路に着き、父親にワがいかに裕福かを知らせました。たいそう腹を立てた主は、番人にワを殺すよう命じ、財産を自分たちのものにしようと企てました。しかし、良い村人たちが彼女に主の計画を伝えてくれたのです。そこでワはもう一度真珠を取り出して言いました。「真珠よ、素晴らしい真珠。私たちをこの意地悪な男から守っておくれ」

すると突然、いくつもの山々が主の家の周りにそびえ立ったのです。主と使用人たちは山を登ることができず、こうして貧しい村人たちに一切手を出すことができなくなりました。

賢いワが富を分け合ってくれたおかげで、皆が飢えに苦しむことはもはやありませんでした。そして彼女はこの真珠で人々を守り続けたのでした。

乱れた食行動で苦しむ女性たちは、ワのように多くの責務や義務を抱え、満たされることのない世の中に暮らしています。彼女たちの感情や欲求は尊重されることがなく、いつも何かに飢えているように感じています。彼女たちの人生は、内なる「頭《かしら》」や、もっと、もっと、もっと、と言い続ける内なる独裁者の言葉に支配されているのです。頭も独裁者も、彼女の努力を認めて褒めることはありません。

十分な栄養を拒否したり、口に入れるものを慎重に選ぶように指示を出したり、お腹が空いていても食べないようにと言ったり、一口でも食べたら飽食の精がやってきて彼女を支配すると吹き込んだり、「怠け者のブタ」でしかないと彼女を批判しているのは、すべて「頭《かしら》」の仕業なのです。乱れた食行動から解放されたいと願っている女性が、一生という場所を流れている感情という水の流れる川に行ったとき、感情が泡となってうたい出しでもしたらすっかり怯えてしまうことでしょう。ワのように、最初は（食べ物を見張らないといけないから、と言い張って）感情という水の底深くまで潜るのを嫌がると思います。ただそれも、感情が無視し続けられるとどんな復讐をしてくるか、を思い知るまでのことです。

この物語では、ワは川の奥深くへ、つまり感情の奥深くへ分け入ってはじめて癒され、不思議な真珠を受け取ることができました。そしてその不思議な真珠は彼女を養って富を与え、彼女を傷つける人々から自分自身を守れるように強く成長する助けになってくれました。同様に、私たちは自分の抱いている感情を完全に受け入れてはじめて、感情が与えてくれようとしている大切な贈り物を受け取ることができるのです。自分の気持ちとより深い関係を持つことで、それぞれの感情が内なる英知という真珠を持っている、と理解できるのです。

たとえば、怒りは何かを明確にして力強さを与えてくれます。怒りの勢いを全力で受け止めると、どれだけ物事が明確になるかに驚くことでしょう。これに腹を立てている。これが原因だ。そしてこれをどうにか変えないといけないんだ！」と認識すると、その認識がもたらしてくれる明確さに安心感を覚えるものです。怒りとの良い関係によって、前に進もうという決意、自分を持ち続ける強さ、そして、周囲に何がOKで何がOKでないのかはっきりと知らせるエネルギーと、物事への焦点を得ることができます。

そして恐怖は、逆説的ですが、きちんと向き合うことで物事に変化をもたらすことができます。恐ろしく感じていたものが、それに向き合うことで反対に、確信や前に進む勇気を与えてくれるのです。恐怖を否定したりそれと争ったりすると、待っているのはパニックと停滞です。向き合うことで、安心感を抱くには何が必要なのかを発見できるのです。

また、孤独は自己認識をもたらしてくれます。孤独を感じたくないばかりに忙しくしたり走り回ったりするのではなく、じっくりと向き合ってそれを深く理解すると、なぜ自分が人から距離を置いているのか、どう距離を保っているのかを学べるでしょう。

悲しみは、自分に泣くことを許すことができたとき、癒しと浄化という贈り物を運んできてくれます。そして、自分と他人への思いやりを教えてくれます。多くの悲しみを経験するような状況が、過去の傷を癒したり、泣くことが許されていなかった「あの頃の小さな女の子」の代わりに泣く機会を与えてくれる、というのもよくあることです。

嫉妬は、自分は何が欲しくて、本当に望んでいるものは何なのかに気づかせてくれます。

ですから、感情《かのじょ》がドアをノックしてきたら、逃げたり隠れたり居留守を使ったりしないでください。「消えて！　忙しいから邪魔しないで！」と閉め出したりしないでください。感情を迎え入れて、「今日はどうして来てくれたの？」と聞いてください。親しくなってください。受け入れてください。感情が持ってきてくれた贈り物に感謝してください。敬意を表し、尊重してください。感情はあなたの本当の友達で、あなたの助けになるために来てくれているのですから。

感情は、言うなればエネルギーの波のようなものです。海の波は、満ちては引き、引いては満ちていきます。感情も、潮の干満や月の満ち欠けのように、自然で周期的なリズムを持っています。ピークに達してもまた徐々に落ち着きます。感情の流れは、生命の流れそのものと同じくらい自然なのです。

子どもたちは、いとも簡単に感情の流れに身を任せます。お腹の底から笑い、涙を流して泣き、怒りに任せてわめきます。まだ自分を恐れるということを知らず、自分の体を信じ、良い外っ面を作ろうなどと思っていないからです。彼らは感情のひとつひとつを生きているのです。子どもたちの感情は生命力にあふれています。ですから、悲しんだり怒っていたりすると思った次の瞬間、けろっとして幸せそうに笑っている、などということがよくあるのです。

ある夜、私は仕事で長い一日を過ごし、疲れていました。カウンセリングに来たクライアントさんたちに会って、買い物をして、料理をして、子どもの世話をして、と、たくさんのことを一日の中に詰め込んでいたのです。すべてを終えた私は、ただただ周りで起こっていることを無視して休みたいと思っていました。ところが、当時五歳だった娘が、何かが癪に障って泣き始めたのです。私は自分のやっていたことを中断して慰めようとしましたが、いつまでたっても泣き止みませんでした。とうとう私は、「いつまでも泣いているんだったら、部屋に行って泣いてなさい」と言ってしまいました。すると彼女は私を見て鼻をすすりながら言ったのです。「でもママ、私はただ、あとちょっと残ってる涙を出しちゃいたくて泣いてるのよ」と。これは、彼女が私に大切な何かを思い出させてくれた瞬間でした。

私たちは、自分の感情に対する恐怖に対処するために、感情を丸ごとブロックするようになってしまいます。自然な流れを止めるダムを造ってしまうのです。感情から気をそらすために、食べ物を使って強迫的な行動をしてしまいます。感情に気を配ってそれらを感じる代わりに、食べ物や食べることについて考えるのです。もしくは、運動や仕事で気をそらします。何年もこういうことをしていると、感情を認識する力は執着というカーテンの奥の方へと押しやられてしまい、鈍ってしまいます。そして、まるで感情が私たちを当惑させ、怯えさせるエイリアンのように思えてしまうのです。感情《エイリアン》がいったい何なのかわからず、識別できず、名前を知ることもできません。コミュニケーションをとることもできず、関わることもできなければ、対処法もわかりません。感情が激しくなって憔悴するまで、その存在に気づきもしません。そして、気づく頃には痛みは耐えがたいものになり、孤独感には終わりが見えなくなり、怒りは破壊的で暴力的な形で発散されることになってしまうのです。

どんどんと溜まっていく感情と共に生きていると、心が感じるプレッシャーも溜まり続けます。体の凝りや緊張状態、過敏状態、胃痛や頭痛などはすべて、何年もの間感情を押し込めていることからも起こり得ます。あなたは、このプレッシャーにどう対処したらよいと学びましたか？とても忙しくしたり、カロリーを計算したり、体重を測ったり、ダイエットをしたり、無茶食いをしたりと、気をそらすことで対処していませんか？　運動したり、過食嘔吐をしたりして、ずっと感じている緊張状態をほぐそうとしていませんか？

過食や嘔吐、無茶食いや拒食、食べ物や痩せることへの執着、そしてファットアタックを引き起こしているのは、感情そのものではないと理解することが大切です。私たちが感情を**感じない**ようにしていることが原因なのです。

大きなスイミングプールにいるところを思い描いてみてください。大きなビーチボールが与えられ、それを使ってプールを泳ぎ切るようにと言われました。しかし、なぜだかあなたは、ビーチボールを持ったまま、プールに潜って泳がなければいけないと思ってしまいます。ビーチボールを持って潜るのがどれだけ難しいか、想像できますよね？　ボールを沈めた状態にしておくことだけにエネルギーを使い、注意を払うことになります。ボールが手から離れてしまったらどうなるでしょうか？　ほぼ絶対的に上へと浮き上がります。あなたはボールをコントロールできず、さらなるエネルギーと時間を費やしてそれを追いかけることになるでしょう。プールを泳ぎ切った頃には、疲れ果てているでしょう。

さて、また同じプール、同じビーチボール、同じ課題が与えられました。しかし今度は、あなたはボールの横を片手で軽くつつきながら泳いで、水面を泳いで渡ることに決めます。この方がどれだけ簡単でしょう！　背泳ぎをするも良し、宙返りをするも良し、ガムを噛みながらでも良し、歌をうたいながらでも良し、周りの人たちとお喋りしながらでも良し。それだけやっても、最初のやり方で必要とされたであろう時間とエネルギーのほんの一部しか使わずに、プールを泳ぎ切ることができるのです。

ここで私が言いたいのは、コントロールを失ってしまうのではないかといつも心配しながら、感情を押し殺して生きなくてもいいんだよ、ということです。感情を押し込めるには多くの時間とエネルギーが必要です。押し込めることをしなければ、その時間とエネルギーを楽しんだり、興味があることをしたり、人間関係を築いたりすることに使えます。いつか押し込めている感情をコントロールできなくなるのではないかという心配が、生きることの楽しみではなく、食べ物が悩みの中心になる日々を招いてしまうのです。

乱れた食行動を克服するにあたっては、感情に対する批判を捨てて、感情に「良い」も「悪い」もないと理解することが必要不可欠です。正しい感情、間違った感情などというものはありません。感情は感情、ただそれだけです。唯一「ネガティブな」感情は、自分で受け入れることができない感情です。

感情は理性的とは限りません。なぜこう感じているのかを理解できるときもあります。けれどたいていの場合、理解は、感情を受け止め、経験してはじめてもたらされます。感情の奥深さや幅広さを完全に経験する前に「意味を理解しよう」としてしまうと、混乱したりイライラしたりすることでしょう。

私が一人目の子を妊娠していたとき、ただただ悲しい時期がありました。しかし悲しんでいる理由がわかりませんでした。望んだ妊娠だったし、子どもはいつか欲しいと思っていました。そのはずなのに、なぜかどんどんと広がっていく悲しみを追い払うことができなかったのです。そこで私は寝室で、自分が悲しい理由を見つけられるまで、その悲しみとともにしばらく時間を過ごすことにしました。何時間もかかりました。夫が部屋に来て、どうしたの？と聞いてくれたときには、「今はまだわからないけれど、込み上げてくる感情をそのまま受け止めて、全力で感じたらわかると思うわ」と答えました。涙が頬を伝わり、そのうち声をあげて泣き始めました。心に浮かんでくるイメージを厳しく検閲することも批判することもせずに、ただそれに注目しました。そうすること数時間、ある考えが何度も浮かんできて、やっと悲しさを感じていた理由がわかりました。

母親になる心の準備もできていたし楽しみにもしていたけれど、同時に、母親になることで今まで大事にして心の底から楽しんでいた自由なライフスタイルを諦めなければならないことが悲しかったのでした。そして気づいたのです。自分は今、人生の「少女」というステージから「母親」という新しいステージに移りつつあるのだ、と。もう行きたいところに気ままに行けなくなるし、ただ無邪気ではいられないし、新たな命のことを考えずに何かを決めることもできないのだ、と。

自分の気持ちと向き合うことで私は、新たなステージを後悔なしに歩き始められるように、今いるステージとの別れをきちんと悲しむ必要があった、と気づくことができました。もしこの正体不明の悲しみを無視したり、「理由もないのに」悲しんでいると言って自分を叱りつけたり、「もう十分泣いたでしょ」と無理に泣くことをやめたりしていたら、この気づきに出合うことはなかったでしょう。

感情と行動を区別することは、とても大切です。行動はコントロールできますが、感情はできません。それぞれ別の命があるのです。感情をコントロールしようというのは、山を泳いで登っていくのと同じくらいに不可能なことです。

行動と違って、感情はあなたや他の人を傷つけません。抱いていることが不快だったり、居心地の悪いものだったり、（正しく表現されないと）暴力的な行動の起動力になったりすることはありますが、感情自体は悪いものでも、破壊的なものでもありません。

しかし、きちんと認識されなかったり受け入れられなかったりすると、トラブルを起こすことがあります。感情はエネルギーの波で、私たちの中を流れていくことも、それを塞いでしまうこともできます。けれど、ただ消え去ることはありません。無視したり押し殺したりすると、ますます力を増し、ねじれて間違った方向に表現されてしまうのです。

感情に逆らったり無理に離れたりしようとせず、きちんと感じて経験できると、全く違うことが起こります。しっかりと向き合えば、奇跡のような素晴らしい経験ができ、感情は徐々に勢いを失います。私たちの中を流れてどこかに行ってしまいます。そして、感情に悩まされたり塞ぎ込まされたりすることなく、自由を感じて前に進むことができるのです。同じ感情が二度と戻ってこないというわけではありませんが、ブロックするのではなく、感情という波の乗り方を一度覚えれば、波が過ぎるのがどんどん速くなり、より少ない努力と苦しみで乗り切れるようになります。

感情を邪魔者として敵視することをやめると、新しい関係を築くことができます。感情と友達になれれば、人生という旅の味方、案内人となってくれるのです。そして、その感情という人生の案内人は、自分がどういう人間なのか、本当に欲しいものは何なのかを理解させてくれ、人生の深みへと連れて行ってくれるはずです。

乱れた食行動を克服する鍵は、感情たちと友好的な関係を築くこと、批判ではなく好奇心をもって接すること、そして彼らが運んできてくれる贈り物を受け取ることにかかっています。

乱れた食行動から解放されるために感情との関係を変えたいと思っている人は、まず最初に、感情を自覚する力をつけ、今、心がどういう状態にあるのかを感じられるようにならなければなりません。今までと違う感覚を経験していることや、体のどこでそれを感じているのかに気を配る必要があります。そうすることで、さまざまな感情をひとつひとつ区別できるようになるのです。

感情をごちゃまぜにして、「悪い」「悩んでいる」「大丈夫」などという曖昧な言葉で説明するのではなく、より正確で明確な言葉で説明できるようにならなければなりません。たとえば、怒りという感情が、どのように失望や疲れ、いらだちとは異なる感覚をもたらすのか、といったことにきちんと気づけるようにならなければなりません。これを、それぞれの感情がもたらすさまざまな体の感覚を明確に感じ取れるようになるまで続けるのです。

そして次に、批判や差別をすることなく感情を認め、感じ方には正しいも間違っているもないと理解する必要があります。より社会的に受け入れられている感情はあるかもしれませんが、ある感情が他より優れているなどということはありません。感情それぞれが私たちに違った経験をさせてくれ、それぞれの教訓を与えてくれるのです。

そして最後に、明確で直接的な方法で感情を表現しなければなりません。悲しければ泣いたり日記に書いたりする。怒っているなら、それについて友達や怒りの対象である人と話したり、シャワーを浴びながら思いっきり叫んだり、怒りをぶちまけた手紙を書いたりする（もちろん、送りませんけどね）。寂しいなら、友達に電話したり、会いたい人に手紙を書いたりする。ときには、何もせずに感情が落ち着くまで、感情と一緒に時間を過ごすだけでいいかもしれません。何が言いたいのかというと、すべての感情に同じ接し方をする（悲しい？　じゃあ食べよう。怒ってる？　じゃあ食べよう。寂しい？　じゃあ食べよう）のではなく、感情それぞれに合った対応をしなければならないということです。

乱れた食行動を克服するには、自分がどう感じているのかを認識し、ひとつひとつの感情を区別できるようになることが必要不可欠です。まずは**すべての**感情を批判することなく受け入れなければなりません。感情は意味をなさないこともあるし、好かれないこともあるけれど、ただ受け入れなければならないという考えを定着させる必要があります。そして最後に、率直に表現することと、正直さと誠実さをもって行動する意志が必要です。

第8章 人間関係
——真実をうたうということ

　このアフリカの民話は、いろいろな困難を抱えながら村で暮らしていた少女についてのお話です。その頃、村は不作で、十分な食べ物を得ることができませんでした。生きるのに必死だった村人たちは鳥や犬、そしてトカゲやネズミまで捕まえていました。

　ある日、少女は鳥の罠を見に行くように言われました。彼女が手ぶらで戻ってくると、村人たちは口々に言いました。「鳥はどこだい？　俺たちはお腹が空いているんだよ！」

「罠にかかっていたのは、チュチュ鳥だけだったのよ」と彼女。「そして私が今まで聞いたことがないくらい美しい歌をうたってくれたの。とっても幸せな気持ちになったわ。だから、逃がしてやったのよ」

「なんだって？　逃がしただと？」と、彼女のしたことが信じられない村人たち。「お前みたいな女は使えん！」。怒った村人たちは叫んで飛びかかりました。そして、怒りに任せて少女を茂みへと引きずり込みました。彼らは、彼女をそこにあった棘だらけの小屋に置き去りにしてしまいました。

すっかり怯えきった少女は、暗い小屋にひとりぼっちで座って、これからどんな運命が待っているのかもわからずに、泣きに泣きました。やがて涙も枯れたとき、彼女は歌をうたい始めました。その歌は、彼女が命を助けたチュチュ鳥への哀歌で、とても美しい歌でした。何度も何度も彼女はうたい続けました。

そして、やがてうたうのをやめた彼女は、棘だらけの小屋の静かな暗闇の中にただ座っていました。そのとき、何かが聞こえたのです。それは、はるか彼方で鳥が鳴いているような音でした。それから羽をはばたかせるような音に続いて、ネズミが動いたようなカサカサという音が聞こえました。その音が聞こえてくる小屋の上の方を見ると、そこには小さな穴があり、一筋の光が差し込んでいました。その穴から小さな果実が落ちてきたものですから、彼女はびっくり。それは甘くてみずみずしい、美味しい果物でした。

そして辺りはまた静かになり、彼女は真っ暗な静けさの中で助けを待ち続けました。

しばらくすると、また同じ音が聞こえてきて、果物が足元に落ちてきました。穴を見上げた彼女は、それが少し大きくなっていることに気がつきました。そして、そこからチュチュ鳥が舞っているのが見えたのです。少女はその鳥に丁寧にお礼を言いました。すると、鳥は屋根にとまって、少女が罠から逃してくれたときにうたったのと同じ、美しい歌をうたいました。

こんなふうにして幾日も過ぎていきました。鳥は少女に甘くてみずみずしい果実を落とし、彼女は鳥にありがとうの歌をうたい、そして鳥もお返しにと美しい歌をうたってくれました。鳥がうたうたびに穴が大きくなり、小屋に光が射すようになりました。

そしてついに、穴は少女が壁を登って通り抜けられるくらいに大きくなり、彼女は自由の身となりました。

森中の鳥たちが、チュチュ鳥がお祝いのためにと少女や村人たちのために作っていた、美味しい果実や木の実でできたごちそうを作る手伝いをしてくれました。少女にひどい仕打ちをした村人たちは、自分たちは痩せて貧弱なままだったのに、彼女が栄養がいきわたって健康的なことに驚きを隠せませんでした。彼らは少女の幸運にあやかろうと鳥をほめたたえ、少女を再び村へ迎え入れようとしました。

しかし、彼女は村人と一切話さず、一緒に食べようともしませんでした。そして鳥たちと一緒に森へと旅立ち、二度と戻ってくることはありませんでしたとさ。

女性がうたう歌は、彼女の真実です。心の奥に秘めた考えや気持ちを表現するその歌は、女性がうたう最も美しい歌で、抑え込まれるべきものではありません。しかし残念ながら、彼女の語る真実に耳を傾けることや、自由に表現されることの大切さを理解できない人たちがいるのは事実です。

乱れた食行動で苦しむ女性たちは、両親、恋人や夫、女友達、同僚やクラスメートの歌声や、彼女たちが暮らす社会のコーラスを聞くことに忙しすぎて、自分の美しい歌を聞くことができていません。自分らしさを探求したり自分のユニークな声を表現する代わりに、自分がどうあるべきか、どう見えるべきか、何をすべきか、そして自分が何を欲するべきかを他人に決めさせてしまうのです。自らの内なる声を聞くことができないため、はっきりとではなくとも、常に耐え難い疎外感を味わっています。そして、自身とのつながりを切望したり、白分らしくいられないことが耐えきれないと感じていたりするため、食べ物のことを考えて心をいっぱいにし、まるでトランス状態にあるかのように、本当に欲しいものに気づかないまま、自分の生き方を食い尽くしてしまうのです。

あまりにも自分自身から離れているように感じているため、自分に与えることのできない注目や愛情やサポートを他人との関係から得ようとして、その人間関係に必死にしがみつこうとします。自分が欲しい栄養を与えてくれるその関係に依存するにつれ、関係自体を過度に保護するのです。関係を壊してしまうかもしれない、と用心深くなる彼女たちは、対立が起こるとすぐに自分の考えや価値観を捨ててしまいます。自分たちの歌を、人間関係を壊してしまうもの、つまり、心から追い出さなければならない雑音のように見てしまうのです。そして、自分にとっての真実を話すこと、つまり、勇気をもって大きな声でうたうことから気をそらせようと、再び食べ物へ手を伸ばします。

そのような女性たちは、周囲に気づかれなくとも、密かに飢えに苦しんでいます。自分のニーズを尊重して対処することができないために、人間関係から糧を得るどころか、消耗してしまうからです。他人のニーズ、望み、価値観を聞き入れる達人になってしまった彼女たちは、自分のニーズや望みに耳を傾けるということをすっかり忘れてしまいます。ほとんどの場合、本人たちは、自分もかつては心を喜びで満たせるような美しい歌をうたえる声を持っていたのだということに気づいていません。その結果、体重を減らすことに喜びを求めてしまうのです。

自分の内なる声を見つけるには、自分と向き合う時間と自分を慈しむことの大切さに気づく必要があります。他人との関係から離れて時間をとり、自分の考えや気持ちと静かに時間を過ごせるようになると、心が必要としている糧を得られるようになります。また、自分の感情、価値観、そしてリズムを見つけることができます。自分の歌の美しさを聴くこともできるのです。消耗させられるのではなく、糧を得られるような人間関係を築くには、自分の声を失わずに他人の声を聴けるようにならなければなりません。自分自身との関係と、他人との関係のバランスを保てるようになる必要があるのです。

とある海の中で、ロブスターとウナギはとても近くに住むご近所さんでした。ウナギの家は岩礁の中にある深い穴で、ロブスターはその穴の入り口に住んでいました。ロブスターが穴を侵入者から守ってくれていたおかげで、ウナギは安心して暮らしていました。しかしロブスターはというと、外からの天敵だけでなく、中からの天敵にも警戒していなければなりませんでした。というのも、ウナギはロブスターを餌にするからです。そのため、片方の触覚を穴の外に、そしてもう片一方を穴の中に向けていなければなりませんでした。

ロブスターにとって、外と中への警戒バランスを保つことが大切なように、乱れた食行動からの解放を願っている人も、他人との人間関係へのニーズと、自分自身に正直であることへのニーズのバランスを保つ必要があります。他人と接している間でも、自身の考えと感情に気を配っていなければならない、ということです。これができるようになるためには、自分に投げかける質問を変えなければなりません。

自分がこれをしたら、彼女はどう思うだろう？
私があれを言ったら、彼はどういう反応をするだろう？
今ここに私がいることを、この人たちはどう思っているんだろう？

といった質問の代わりに、

彼女が今言ったことを、私はどう感じているんだろう？
今、彼がしたことに対する私の反応はどんな感じだろう？
この人たちといるということは、自分にとってどんな感じがするのだろう？

と質問するのです。

こうすることで、自分自身や、自分らしさ、そして自らの価値観を失うことなく、他人と接して気を配ることができます。

ほとんどの女性が、調和や関わりを大切にする女性らしい考え方に賛同し、友達や恋人、同僚や仲間、そして子どもとの関わりを大切にします。コミュニティの一員であるという感覚、誰かとつながっているという感覚、そして何かに所属しているという感覚は、女性の人生における大切な一面なのです。

人間関係での調和を大切にするというのは、女性らしさの最も素晴らしい特徴のひとつです。しかし、ときにそれを重視しすぎてしまうことがあります。調和やつながりを保とうとするばかりに、他人との関係における責任をすべて背負おうとして、自分がすべての問題を引き起こした、すべて自分が修復しなければ、すべて自分が解決しなければ、と考えてしまうのです。その結果、いつも妥協したり、自分のニーズを犠牲にしたり、平和を保つために他人の旋律をうたったりしてしまうのです。

乱れた食行動で苦しむ女性の多くは、関係を育むうえでの責任を平等に分け合ってくれない人たちに囲まれていることに気づきます。自分と同じように与えたり返したりしてくれない人たちに、糧やサポートを与えるばかりだと気づくのです。たとえば、話してばかりで聞いてくれない女友達、当然のように頼み事をしてくるのに、こちらの頼み事は聞いてくれない同僚、やることなすこと批判する両親、彼女がうたうたびに、その真実を聞きたくないからと、音痴だと言い張る夫や恋人。そんな人たちに囲まれてすっかり自信をなくした彼女は、うたうことをやめてしまいます。喜びの美しい歌も、哀しみの歌も、変化や自由をうたった生き生きとした歌も。そして、かつてはうたうことで味わった快感を食べ物に求め、食べ物との関係が人生で一番大切なものとなってしまうのです。

乱れた食行動から解放されるためには、人間関係に個性や自主性といった男性的な側面を取り入れなければなりません。嫌なことにはＮＯと言えるようにならなければいけないし、「それはあなたにとってはＯＫかもしれないけど、私にとってはＯＫではないわ。あなたがそれを私にやってほしがっていることはわかっているけれど、納得できないからできないの。私とあなたとは違う見方をしているのよ。これはあなたにとっては大切なことではないかもしれないけど、私にとっては大切なことなの。それについて、私はあなたとは違うふうに感じているのよ」と、自分らしさを主張しなければなりません。物語の少女のように、自分たちのしてほしいことをしなかったという理由でひどい扱いをしたり、自分たちにもたらされる利益のためだけに良い扱いをしたりする人たちには、はっきりとＮＯと言わなければならないのです。

乱れた食行動から解放されるためには、自分の歌の美しさを認識して、食糧難のときでも、他人に静かにしろと強要されたときでも、それを犠牲にすることを拒まなければなりません。自分の声を尊重してくれない人や、声を殺したり、黙ったりしないからという理由で無視したり束縛したりしてくる人たちとは、縁を切らなければなりません。彼らのニーズを満たしていないからといって罰を与えたり、自由にうたっている彼女を受け入れなかったりする人たちにも気をつけなければなりません。歌は自分のものであり、自分を慈しみ解放してくれる真実の表現であるということを認識しなければならないのです。

第9章 力

——内面的な力と外面的な力の違い

私は、乱れた食行動の根底にある重要な問題は力に関係していると信じています。乱れた食行動で苦しむ女性と初めて話すとき、いつも最初に出てくるトピックのひとつが、どれだけ彼女が無力に感じているか、ということだからです。たいていは自分のことを、人生設計ができない人、コントロールできない力の犠牲者、他人の意志に振り回される人、食欲の奴隷、という見方をしています。そして、ダイエットにおける「意志」の足りなさ、過食嘔吐のサイクルを止められないこと、感情をコントロールできないことなど、自分がいかに無力であるかを示すために、たくさんの証拠を並べるのです。

彼女たちが助けを求める医療従事者の中にすら、彼女たちを、強迫的な行動の犠牲者、機能不全家族の犠牲者、性的虐待の犠牲者などとして、彼女たちを無力と見なす人たちがいます。その結果、内なる導きや、自身の奥深くに眠っている英知とのつながり方を教えるのではなく、彼女たちのことを、何をすべきか（何を食べるべきか・食べるべきでないか）を教えなければ何もできない人、と見なしてしまうのです。また、彼女たちを力づけようと意気込む医療従事者の中には、自分たちの努力が一向に実を結ばず、何度も克服が「妨害された」としてイライラする人たちもいます。

乱れた食行動の原因は必ずしも自分の無力さではないと理解することがとても大切です。無力さではなく、むしろ、力への恐れが原因なのです。たとえば、感情（特に怒り）に潜んでいる力、物事の見方が持つ力（特に、自分の見方が他人の見方と違ったとき）、知能や才能の持つ力（他人が嫉妬するとき）、セクシュアリティの持つ力（誰かに言い寄られたとき、どう対処してよいかわからない）への恐れなどです。そして、女性であること自体が持つ力への恐れもそうです。

乱れた食行動に苦しむ女性たちの非常に多くが、実はひときわすぐれた能力の持ち主です。他人に見えない物事が見えたり、行間が読めたりと、非常に敏感な第六感の持ち主なのです。ところが彼女たちは、このような能力は危険だというメッセージを受け取り、恐れを感じるようになります。そして自分の直観力を恐れ、女性性に秘められた力をも恐れます。

彼女たちの過去を見ると、どのように力を危険なものだと学んだのかが簡単に見て取れます。たとえば、ある女性の力に関する最初の記憶は、怒りに任せて他の子の頭に石を投げた、というものでした。四歳児というのはまだ感情と行動の違いを理解できませんので、当時の彼女は自分のとった行動ではなく、怒りという感情そのものを有害なものだと信じ込んでしまったのです。また別の女性は、一年生のときにクラスの男の子たちに石の入った雪玉を投げつけられる、という経験をしました。彼女が算数のクラスで、彼らがわからなかった問題を誇らしげに解いたからです。そしてまたある女性は、彼女の成し遂げることをちくちくと批判していた母親にとって、自分は決して十分ではないと感じていました。結果的に、彼女は成功と拒絶を結びつけてしまったのです。幼い頃に大好きだった父親から性的虐待を受けたという女性は、自分のセクシュアリティがこの虐待を引き起こしたのだと思うようになりました。

あなたの力に関する最初の記憶が何か、少し考えてみてください。四、五、六歳の頃のことを思い出してください。他人が感じていなかったことを感じることができてはいませんでしたか？ あなたが自分の見方やとらえ方を説明したとき、他の人たちはどういう反応を示しましたか？ 自分がよくやった、と思ったとき、周りにはどう受け止められましたか？ 何があっても守らないといけないように感じていた秘密はありませんでしたか？ どのような経緯で、自分の力を百％発揮すると危険だ、と思うようになりましたか？　力も含めて、ありのままの自分を保ったまま他人と関係を持つことを難しく感じ始めたのはいつ頃のことですか？

乱れた食行動を克服するには、生まれ持った力に対して苦痛を感じずにすむように、そして自分の力を使いながらも人間関係を築けるように、力に関する理解を改めなければなりません。

力には二種類あります。ひとつは、私たちがよく知っている外的な支配力です。この種の力は、強者から弱者へ、勝者から敗者へ、お金持ちから貧しい人へ、大きいものから小さなものへというふうに、階級に基づきます。父権制の到来以来、強い国が弱い国を、金持ちが貧乏人を、人間が自然を、男性が女性を支配するというように、この力はここ何千年もの間、世界中で使われてきました。そして、私たちのほとんどが育った家庭でも使われています。

支配力の根底にあるのは、制限という概念に対する信念です。私はこれを「パイの概念」と呼んでいます。私とあなたがひとつのパイをシェアしているとしましょう。もし私の取ったピースが大きければ、あなたの分は小さくなります。反対に、あなたが多く取れば、私の分は少なくなります。この制限への信念が、競争したり、お互いを疑ったりするような空気を作り出してしまうのです。私はあなたが自分より多く取らないように見張り、あなたは私が優勢にならないようにと気をつけて見ていなければなりません。

ほとんどの女性は、外的な力しか経験していないため、力とどう向き合ってよいのかわからず悩んでいます。支配的な力が働いている状況では、勝者と敗者、いじめっ子といじめられっ子というように、ふたつの役割しかありません。しかし、誰も敗者になどなりたくありません。かといって、勝者であることもあまり心地よく感じられません。いじめられっ子になりたくないけれど、いじめっ子であると考えることにも嫌悪感を抱きます。こうして、力すべてをひっくるめて、扱うことを拒否するのです。力を与えられたときには捨て、自分の持つ力が少しでも活発に感じられようものなら、それを押さえつけるために何でもするのです。

幸いなことに、近年、新しいタイプの力も注目されるようになりました。内面的な力、つまり、階級とは無関係に皆が平等に持ち合わせる力です。欠乏や制限への信念に基づくのではなく、豊富さ、つまり、皆で分け合うのに十分なだけある、という信念に基づきます。その結果、競争ではなく協力が生まれます。他人に勝ったり負けたりしなくてよいのです。つまり、もし私が持っている何かをあなたが欲しいと思ったときには、知らせてくれればどうやったら手に入れられるかを教えてあげる、ということです。

外的な力は、私たちがここ何千年もの間生きてきた、コントロールや征服に基づく父権的なシステムから生まれます。対照的に、内面的な力はより女性らしい側面を持ちます。だからといって、この力は女性だけに与えられているわけではありません。内面的な力は文字通り内面から生まれるものなので、直観に対してより理解があり、物事の内面を見ることを得意とする女性にとって、より身近であるというだけのことです。

外的な力の知覚的な枠組みから内面的な力へと一歩踏み出せれば、今までと全く違った力との関係が築け、世界での新しいあり方を経験することができます。他人の力を減少させずに自分の内面の力を出すことが可能であると理解し始めると、人間関係を築くと同時に自分の力を持ち続けるということがより気楽にできるようになるのです。自分の感情が持つ力を感じながら、他人を攻撃したり押さえつけたりせずに、それを正直に直接的に表現できるようになります。「誰が正しくて、誰が間違っているのか」という葛藤に追い込まれることなく、意見の違いを認めることができるのです。そして、自らの経験を例として挙げながら、自分の力が増すからといって他人の力を減少させるわけではないということを教えることもできます。力を「悪いもの」や危険なものとして見なくなれば、もはや、拒食したり、無茶食いをしたり、過食嘔吐をしたりと、食べ物を使って自分の力を抑え込む必要もなくなります。

あるスウェーデンのお話が、外的な支配力と内面の力との違いをうまく表現しています。


昔々、山の上にそびえ立つ豪華な城に意地悪な魔法使いが住んでいました。城は庭に囲まれ、鮮やかな色をした花々と、美味しい果物がなる木でいっぱいでした。ここかしこに若い未婚女性の像が立っており、どれも生きているかのようで、今にも動き出しそうでした。

そう……悲しいことですが、今は石像となってしまった女性たちも、前は私やあなたのように生きていたのです。何があったのかというと、この城に住む魔法使いが、気に入った女性がいると、うまいこと口実をつけては城まで連れてきて、庭に飾れるようにと石にしてしまったのです。

コレクションに飽きてきたら、またどこかへ出かけて行って新しい犠牲者を探すのでした。貴族のように装い、甘い言葉を操れるようにと唇には蜂蜜を塗り、紳士的で親切な男性に見えるように、顔には五月に集めた朝露を塗りました。そして魔法の空飛ぶマントに身を包み、高くも低くも自由自在に飛び回りながら、森を超え、谷を超え、町へと向かっていったのでした。

好みの女性を見つけると、魔法のマントを地面に広げます。そして彼女がマントに足をかけた瞬間、彼女を捕え、山の上の城へと素早く飛び去るのです。魔法使いの力には制限がありました。つまり、女性は自分の意志でマントに足をかけなければならず、そうでなければ魔法使いには彼女を傷つける力が宿らないのです。

ある日、魔法使いがまた新しい獲物を探していたとき、エルサという名の女性が、彼女の住む町に近い通りを歩いているのを見つけました。彼女はベリーを入れるバスケットを持っていて、太陽のもとできらめく金髪をしていました。そのきらめきに、魔法使いは一目惚れ。

さっそく通りへと下りて、茂みの裏に身を隠しました。そしてエルサが近づいてくると、マントを広げました。

「あぁ、美しいお嬢さん」と魔法使い。「あなたの御足は、こんな固くて泥だらけの地面を歩くには美しすぎます。私に仕えさせてください。どうぞ、このマントの上をお歩きください」

「私の足は結構強いのよ。ありがとう」とエルサ。「もっとマントの扱いに注意したほうがいいわよ。そんなふうに使っていたら、泥だらけになるわ」と言ってマントを拾い上げ、魔法使いに渡し、明るい笑顔を見せて先へと歩いていきました。

魔法使いはすぐ後ろをついていき、どうにか彼女を罠にかけられないかと考えをめぐらせました。すると、鋭い角をもつ大きな雄ヤギを目にした彼は、魔法を使って蜂の群れを呼び寄せ、雄ヤギの顔を刺させました。怒り狂った雄ヤギはエルサが歩いてくるのを見ると、彼女に向かって突進していきました。

魔法使いは、ヤギから早く逃げたい彼女がマントに足をかけてくれることを願いながら、急いで彼女の前に飛び出てマントを地面に広げ「私がお守りいたします！」と叫びました。

ところがエルサは彼を無視し、茂みの周りを走って逃げ回りました。魔法使いは意味もなしに、マントをひらひらとさせていました。エルサが転びそうになったときには、マントに倒れこんでくれはしないかと地面に広げましたが、マントに引っかかったのはヤギでした。

怒り狂った魔法使いは、ヤギを殴って意識を失わせましたが時遅し。ヤギはマントに穴をあけてしまっていたのです。

それを見たエルサは魔法使いのことがかわいそうになり、「私を助けようとしたせいで、あなたの立派なマントが破れてしまったわね。縫ってあげるわ」と言いました。茂みから棘を一本もぎ取って針の代わりにし、自分の金の髪の毛を糸に使いました。

魔法使いは彼女の申し出をありがたく思っていませんでしたので、エルサが縫い終わったマントを手渡したとき、縫い目が雑ででこぼこだ、と文句をつけました。するとエルサは、どの縫い目のことを言っているのか見るために前に進み、うっかりマントの端に足をかけてしまいました。

その瞬間、魔法使いは元の冷淡で醜い姿へと戻り、マントに包み込まれたエルサとともに空高く舞い上がっていきました。ところが、縫い目に使われていた髪の毛が木の枝に引っかかり、巻きついてしまったのです。どうにかマントを枝からほどこうとしましたが、どうにもなりませんでした。そして彼が悪戦苦闘している間、エルサは滑り落ち、急いで町まで走っていきました。家について安心するまで、一度も足を止めませんでした。

魔法使いは、自分のしくじりにたいそう腹を立てながら、城へと戻りました。その夜、彼の寝室は目が痛くなるほど明るく、眠ることができませんでした。最初、月の光が今晩は特別に明るいのだろうと思っていましたが、カーテンを閉めようと起き上がって窓辺に行くと、月が出ていないことに気づきました。その明るい光は、部屋のどこかから来ていたのです。

そして光が、エルサの金髪で縫われたマントから出ていることに気がつきました。縫い目が見えなくなるよう、マントをぐるぐる巻きにしましたが、何も変わりません。光は、まだマントからこぼれ出ていたのです。

その光は魔法使いの部屋だけでなく、城中を照らしてしまい、彼は何日も眠ることができませんでした。金色の縫い目をほどいてしまおうとしましたが、びくともしません。怒りを爆発させた魔法使いは、縫い目をののしり、継ぎ目をやぶり、窓の外へと放り投げました。ところが、ベッドに戻って布団にくるまった頃には、継ぎ目はまた縫い直されてしまったのです。

死に物狂いになった魔法使いは、エルサの住む町へと飛んでいき、家を探し当てました。彼女の寝室の窓をコツコツとたたき、開けるように言いました。

魔法使いの声だとわかったエルサは、ベッドで震えながら無視しました。

「ここに来い！」と魔法使いは命令しました。「マントからこの糸をはずしてくれ。明るく光りすぎて、夜寝られないんだ」

「どっか行ってよ」とエルサ。「窓まで行きやしませんから」

魔法使いは、糸を取らないと襲うぞと脅しましたが、エルサは母親から、魔法使いはマントを着ているときしか力は使えないと教わっていましたので、恐れることなく無視し続けました。じきに、彼女を怖がらせることはできないとわかった魔法使いは、糸を取ってくれたら金貨や、羊でいっぱいの農場、そして高価なものを何でもあげると誘惑しました。しかし、エルサはそれを疑って断りました。

ようやく諦めた魔法使いは、うまくいかないことにイライラしながら城に戻ってきて、庭に座ってしかめっ面で石像を眺めました。「あの頑固な小娘は私をちっとも恐れちゃいない。自分の力を見せつけるにはどうしたらいいんだ」と考えました。そしてその瞬間、エルサに自分の力がどんなにすごいか知らしめてやろうと、石像のひとつにまた命を吹き込むことにしたのです。

その晩、これでエルサも彼の力に怯えるに違いないと確信しながら眠りにつこうとしたとき、魔法使いは、マントからの光が眠れる程度には暗くなっていることに気づきました。しかし、次の日にはまたマントは元の通りに光り輝いていたのです。

かっとなったまま、魔法使いはエルサの寝室の窓際へと戻り、コツコツと窓を叩き、再び金の糸をほどくように命令しました。「どうやらお前は、たった一本のお前の髪の毛なんかより、私の魔法の力の方がはるかに強いということを知らないようだね。糸をはずしさえすれば、もうお前に危害は加えないさ」

エルサは、「その継ぎ目はそのままでいいと思うわ」と強い口調で答え、脅しには応じませんでした。

ますます怒った魔法使いは山にそびえ立つ城へと戻ってきました。そしてあることに気がついたのです。毎夜、石像にされてしまった女性たちをひとりずつ解放しないかぎり、このやけに明るい光は弱まらないということです。こうして、寝られるようになりたい一心で、ひとつひとつの像に命を戻していったのでした。

そして最後の像に命が戻されると、エルサの金色の縫い糸からの光は弱くおぼろげなものとなって落ち着きました。それは、魔法使いに邪悪な力をもう一度でも使ったら、再びものすごい光を放つと警告するに十分なものでした。

この意地悪な魔法使いが振り回していた力は、外的な力です。彼は他人に力を振りかざし、どれだけ痛い目にあわせようとも自分の欲しいものを手に入れることを楽しんでいました。力を得るためなら、人をだますことも何とも思っていませんでした。そして、力を守るために誘惑や脅迫まで行いました。このような力こそ、女性がとてもよく知っていて、嫌悪感を抱いているものです。

魔法使いに対して、エルサは内面的な力を使いました。彼女は魔法使いを支配したりコントロールしたりしようとはしませんでした。それは、彼女が自分に秘められた力をよく知っていて、（私の力の方があなたのより強いわ、と）うぬぼれることも、（俺の方がお前より力を持っている、という）脅しにも屈することがなかったからです。結果的に、魔法使いの外的な力によって石像にされて命を奪われた女性たちとは違い、彼に屈服せずにすみました。魔法使いに負けそうになったときに彼女を救ったのは、金髪の糸に象徴される内面からの力だったのです。

彼女は自分の直観と感情に耳を傾け、魔法使いに危害を与えることなくきっぱりと主張しました。魔法使いに攻撃されたときも自分を持ち続け、彼に操られて攻撃的になることはありませんでした。どちらの力が強いかという議論にも巻き込まれることなく、彼を無視しました。

この物語では、外的な力は獲物を探す悪党がよく着ている黒いマントに象徴されています。そして、それを振りかざす人たちが、自分の力を保つためにお金や武器、地位、攻撃的な身ぶりといった小道具を使うように、この小道具なしには、悪党には何の力もありません。対照的に、内面的な力は自分の頭から生えたエルサの髪の毛で象徴されています。なぜなら、それは自分の内面にあるもので、何があっても消えることのない力だからです。

エルサのようにきっぱりと自己主張ができれば、自分自身の中に秘められた力を感じることができ、他人に危害を与える必要はなくなるのです。そして、外的な支配力に基づく人間関係ではなく、お互いの力を認め合う関係を築けるようになります。自分の力を隠すためにまとっていた余計な脂肪を解き放つことができ、個人の力を十分に認識したり経験したりしないようにするためのダイエットや食べ物への執着も手放すことができるようになるのです。

第10章 慈しみ ——母親の原型である女神

昔々、海の近くのとある魔法の王国に、美しいお姫様がそれはそれは幸せに暮らしていました。その国の王様はとても創造的で、いつも物事を良くするためのアイディアを思いついていました。おかげで国は繁栄し、人々は幸せな人生を送っており、皆王様に大満足でした。王様は良き父親でもあり、お姫様に新しいことを教えるのが大好きでした。お姫様は計算も読み書きも王様のもとで学び、その賢さはしばしば王様を感心させるほどでした。

お姫様は、母親である、とても賢くて愛にあふれた女王様と過ごす朝が大好きでした。よく一緒に早起きし、森に住む小人や生き物たちのところに遊びに行ったものでした。ときどきイルカや魚たちと泳ぎながら、ニクス（人間の形をした小さな水の精）や人魚を訪ねることもありました。そして、満月の出る特別な夜には星を訪ね、月明かりの下で妖精たちと踊ったものでした。

ところがある日、その幸せな日々に終わりが訪れました。女王様が亡くなったのです。お姫様は悲しみに打ちひしがれ、引きこもってしまいました。泣いて泣いて、泣き崩れました。何日も食べないこともあったほどです。王様はお姫様に少しでも食べてもらおうと、料理長に美味しい料理を作らせました。けれど、お姫様は食べるどころか怒ってしまうだけでした。

王様は優しくて善良な人でしたが、自分の娘が抱えている感情の激しさを恐れ、悲しみから彼女の気をそらせようとしたのです。彼は娘のために精巧なおもちゃをいくつも作り、それは後に、王国で一番大きな遊園地となったほどでした。けれど、お姫様の気分は全くよくなりません。新しい女性たちをお母さんにどうかと連れてきたこともありましたが、お姫様はできるだけ丁寧に断りました。そしてとうとう、王様は娘を慰めることを諦め、王国を営むことに専念するようになりました。

そして何年もの月日が経ちました。いまだ、お姫様が城の外に出かけることはありません。小人にも妖精にもニクスにも、もう会うことはありませんでした。そして、森の生き物たちの話す言葉を忘れ、花や草との話し方も忘れてしまいました。ときおり、木の葉をそよがす風の音を聞いてはため息をつき、満月の夜には泣いたものでした。けれど、悲しい気持ちがいったいどこから来ているのか、もはやわからなくなっていました。食欲は戻りましたが、生きることに何の楽しみも見出せませんでした。食べては寝て、食べては寝る、の繰り返しでした。

そして、残りの時間を、どんどんと精巧さを増していくおもちゃで遊んで過ごしました。彼女の明瞭さ、数字や言葉の操り方は、相変わらず王国の人々を感心させていました。けれど一向に、彼女自身に生命力や活力が戻ることはありませんでした。そしてさらに年月が流れ、彼女はやっと、自分が不幸でいることで王様がどれだけ悩んでいるかに気づきました。そうして、あたかも楽しく幸せそうなふりをするようになったのです。

二十一歳の誕生日の朝、起きると何かが違うように感じました。色が今までよりもいっそう鮮やかに見え、感覚が研ぎ澄まされていたのです。思わず窓へ駆け寄ると、今までに見たことがないくらい美しい虹を目にしました。庭に生えているバラやクチナシの良い香りが漂ってきて、その香りにすっかり魅了されてしまいました。暖かい日差しを頬に浴びながら、じっと窓辺に佇んでいました。そして「私、生きているわ！」と叫んだのでした。

急いでローブをまとって外へと飛び出し、湿った冷たい空気を肌に感じ、マツやカビの匂いを大きく吸い込みながら、大好きな森を駆け抜けました。海に着いてようやく足を止めたときには、息も絶え絶えでした。砂浜に倒れ込み、泣いて泣いて、泣きました。「私のお母さんはどこ？」と叫び、やがて彼女の涙は海の水と混ざりました。

「私はここにいるわよ」と声が聞こえました。

お姫様はびっくりしました。その声は、まるで自分の奥深く、そして同時に周囲からも聞こえているような感じがしたのです。驚きを隠せずに、「あなたは誰？」と尋ねました。

「あなたのお母さんよ」とその声。

「私、お母さんのことを何度も何度も呼んだのよ。どうして今まで答えてくれなかったの？」とお姫様は尋ねました。そう、感情をあらわにすることで、好奇心が戻ってきたのです。

「それはね」と声。「あなたが今まで悲しみに対処しようとして、心の扉を閉ざしてしまっていたからよ。私の声があなたに届かなかったの」

「どうして私を置いて行ってしまったの？」とお姫様。

「あなたには学ばなければならない教訓があって、それは私がいないことで最もよく学べるからよ。あなたは自分が感じた痛みのおかげで、思いやりを学んだわね。怒りは物事をはっきりさせてくれたし、悲しみを乗り越えるために必要だった強さも与えてくれた。そして孤独感は、自分についての新たな気づきをもたらしたわね。そして恐怖の体験からは、あなたは勇気を得たわ」

そしてお姫様が自分の呼吸と、岸に打ちつけられる波の音を聞いているうちに、その声は静かになっていきました。とても穏やかな気持ちになった彼女は、「またここに訪ねてきてもいい？」と尋ねました。

その声は静かに、そして温かく笑いながら語りかけました。「私の親愛なる娘、私はここに住んでいるわけじゃないのよ。私はどこにでもいるわ。だって、私は海だもの。花でもあるし、夜に光る星でもあるの。あなたの呼吸でもあるし、涙でもある。私はあなたのお母さんなのよ。決してあなたを置いて行ったりしないわ」

この物語のお姫様のように、乱れた食行動で苦しむ女性たちは、女性の魂の原型であり、彼女たちを慈しみ、自然や地球のリズムとの深いつながりを保ってくれ、見えないものすべてとの関係をサポートしてくれる女神を失うという経験をしています。

彼女たちは、五感で証明されないものは一切認められず、尊重されず、評価されない世界に暮らしています。そして感情は、問題だらけの恐ろしいものととらえられています。怒りは避けるべきで、悲しみはなるべく早く忘れるべき、というように。このような世界を生き抜くためには、感情を否定して軽視しなければなりません。そして他人を満足させるには、愛想よく笑顔を見せ、他の感情は隠さなければならないと学んでしまうのです。

乱れた食行動で悩む女性たちは、世の中では何が認められているかを見定めることができ、とてもよく適応します。けれど、それが自分の本当の姿とは異なるという感覚を常に持ち続けています。ただ周りの動きに流されているような気がしたり、何かしらの空虚さを感じていて、それを食べ物で埋め合わせようとしてしまうのです。

感情を否定するというのはとても危険なことです。魂や自然の世界からの追放を、自らに課してしまいます。物質社会がどれだけ美しくても、情熱や生命力なしには、とても味気のないものになってしまいます。そして、女神とのつながりへの切望が消えることはありません。空腹感は続き、決して満たされることがないのです。

心を開いて、感情の威力を正面から受け止めてはじめて、感情は乗り越えなければならない障害ではなく、英知や導きへの通り道であると理解することができます。そして、感情を抱かないようにするために、食べたり拒食したりする必要がなくなるのです。

感情に秘められた力をもってしてはじめて、お姫様は人間の形をした母親を失ったことを乗り越え、女神とつながることができました。同様に、乱れた食行動に苦しむ女性たちも、自らの感情に秘められた力を認識できてはじめて、自身の女性性の魂からの導き、サポート、そして慈しみにアクセスすることができます。自分の内面に存在する「賢い女性」を知ることができるのです。

乱れた食行動で苦しむ女性たちが、お姫様のように実際に母親との別れを経験したわけではないとしても、理由は何であれ、彼女たちはインナーマザー（内なる母親）、つまり自分を慈しんでくれて、思いやりにあふれた導きを与えてくれる側面とのつながりを失ってしまっています。感情を拒絶したり批判したりすることで、切望している導きやサポートを得ることができず、いつも栄養が足りていないように感じ、それを食べ物で補おうとするのです。

まだ幼い頃に、（外的な）母親が無関心だったり攻撃的だったり、理想の接し方をしてもらえなかったりしたために、つながりのなさを感じた人もいることでしょう。逆に、過保護で異常にコントロールし、何も決めさせてくれない母親を息苦しく感じ、呑み込まれているように感じていた人もいるでしょう。このような経験をしたことで、適切な「インナーマザー」を育むことができなかったのです。

彼女たちのインナーマザーは若い母親のようにとても未熟で、自分に確信が持てていません。そのため、心の糧が欲しいというリクエストにうまく答えられず、逆に彼女たちを困惑させてしまうでしょう。甘やかしすぎると思ったら、次の瞬間には愛情を与えず批判的になる、というふうに。そして、この関係性が食べ物に反映されてしまうのです。食べ物は糧の象徴ですから。

彼女たちは、子どものことを過度に甘やかすのではなく、バランスよく愛情でもって世話ができる、より成熟したインナーマザーを育てる必要があります。子どもが本当に必要としているものを見抜き、チョコレートを欲しがっているように見えても、その裏に潜んでいるニーズを理解し、本当の満足感を与えてあげられるようなインナーマザーです。感情を批判するのではなくサポートしてくれ、何かを決めるときには直観と常識の両方を使い、今まで自覚していなかったことに気づかせてくれるようなインナーマザーです。

子ども時代がどんなに恵まれていなくとも、どんなに母親に失望させられていたとしても、産んで育ててくれた母親に、不適切で未熟なインナーマザーへの非難を浴びせるのは間違っています。私たちの暮らすこの現代社会では、子育てに関する十分なサポートや情報が提供されないまま、母親に過度の責任が押しつけられています。母親たちは皆、娘を、女性性を否定する父権制社会で生きられるように育てる、という困難な課題を背負ってきたのです。ほとんどの母親が孤立したり頑張りすぎたりと、十分な心の糧を得られていません。その結果、良いインナーマザーを受け継ぐことができるのは、本当に幸運な少数にとどまってしまうのです。

どうあがいても、過去は変えられません。けれど、将来はまた別です。自分自身に必要な糧を与えてくれ、ただ生き抜くだけでなく成長し、より良い日々を過ごせるようにと導いてくれるような、良いインナーマザーを育てる能力が自分にもあるということを認識することが大切です。

どうすればいいかって？　自分のことを、大切な我が子のように扱うのです。たとえば、何かミスをしたときにただ自分を叱り飛ばすのではなく、そこから学べるように見方を変えます。つまり、「なんて馬鹿なことをしたの！」と叱るのではなく、「今回の経験を基に、次はどうすればいいかな?」と自分に尋ねるのです。

こうすることで、自分の気持ちや、羨ましく思ったり傷ついたり、不快に感じていたりする自分自身を批判せずにすみます。感情を丸ごと感じ、そこから学ぶ時間をあなた自身に与えてあげてください。

むやみに他人の見方を受け入れたり、他人を満足させるために頼まれたことを考えなしにやってあげたりするのではなく、自分の直観を信じるのです。これができるようになるには、絶えず自分と向き合い、「これはどう感じる? 本当にこれをやりたい?」と聞いてあげる必要があるので、ある程度用心していなければならないかもしれません。

こうした努力が、高次の意識を持ったインナーマザーの成長へとつながります。インナーマザーは、あなたがどういう人かに基づいて情報を集め、愛情をもって、その情報を使って乱れた食行動を克服できるよう、また生涯にわたって、あなたを導いてくれるでしょう。このインナーマザーは、決してあなたを失望させることはありません。一瞬一瞬、常にあなたのニーズに気を配っているのです。

第11章 直観
——自分の内面と向き合い、見て、聴くということ

直観は、言葉で表せないほど貴重な女性らしさです。その聡明さでもって、何をしたらいいのか、どっちに進んだらいいのか、何かの調子がおかしいことなどを教えてくれます。ですが残念なことに、私たちのほとんどは直観を無視するように仕向けられてきました。確かな知識というのは、外の世界から私たちの五感を通して入ってくるものだけだ、と教えられてきたからです。つまり、感じるのではなく考えるようにと、また、理性で分析処理できる論理的なものだけを信じるようにと教えられてきたのです。

直観は、五感を使って情報を得るプロセスとは大きく異なります。生存、創造性、そしてイン

スピレーションに使われる情報となる生理的な感覚を超えたもので、単に頭で何かを理解する、というのではなく、体、心、魂のすべてを働かせて情報を得るのです。

理性は、私たちが置かれている環境から受け取る情報を処理し、合理的な結論を導き出します。外から得た情報に基づいて私たちを導き、指示を出します。逆に直観は、より幅広くて深い知識とつながりを持ちます。私たち自身の内面の世界と周囲の世界、その両方の創造力とつながっています。ですから、理性が把握する知識よりも深くて幅広い理解へと結びつけてくれるのです。

これは決して、男性らしさである理性を否定しろということではありません。直観と連携が組めるように、両方を大切にしなければならないということです。直観で何かを感じたとき、理性でもって（批判するのではなく、好奇心をもって）分析し、どう表現したらいいかを考えるのです。

直観を働かせるには、ある程度の感受性が必要です。感受性というと受動的な感じがしますが、必ずしもそうとはかぎりません。積極的に受動的でいると、意識できる世界が広がり、内外両方の小さな情報にもより敏感になれるのです。私たちは皆、男性も女性も直観を持っています。ですが、それが女性的な感受性と深く関わっているため、よく「女の勘」と呼ばれるのです。

直観はコントロールできるものではありません。私たちがオープンでいると、来るべきときにそれはやってきます。何かを必死に解決しようとしている最中には何の解決策も思いつかないのに、一晩寝たり、少し距離を置いた頃に急にひらめいた、などという経験はありませんか？

女性は生まれつき男性よりも直観的なようです。というのも、生物学的に、自分の体や感情に深いつながりを持ち続けざるを得ないからです。私たち女性には、感情や直観に敏感になるホルモンがあり、月周期を反映する生理周期もあります。そして、より大きな全体像を見るならば、宇宙との関わりもあります。また、父権的な社会に女性として暮らしている経験のおかげで、より直観的になった、とも言えるかもしれません。体力だけでは男性に劣ります。しかし、インセスト（法律で婚姻が禁じられている者同士による性行為）、レイプ、多種多様な虐待といった支配から自分の身を守るには、相手がどんな人か見極めたり「行間を読んだり」と、危険な状況を回避するために目に見えないものまで見る能力、つまり直観を発達させなければならなかったのです。論理的で理性的な情報がそろう前に、決断を迫られるということもよくありました。そのおかげで、直観を研ぎ澄ますことができるようになったのです。

私たちの文化では、直観に対する理解が乏しく、直観的な人は拒絶されてしまいます。私が乱れた食行動で苦しむ女性たちと関わる中で明確になったのは、彼女たちがこのような拒絶を何度も経験している、ということです。そしてその経験から、自分の意見や直観が五感や論理的な考え方によって認められなければ、ひどい目にあったり馬鹿にされたり、「ごたごたを起こした」と責められたり向こう見ずだと非難されたり、問題児扱いされたりする、と学んだのです。そして、彼女たちの見る現実は間違っているというメッセージを受け取りました。

彼女たちは、繰り返し経験した拒絶によってとても深い傷を負いました。その結果、自分の直観を信用しなくなり、他人にも自分にさえも気づかれないようにと、それを無意識の奥深くへと追いやってしまいました。そして自分の直観的な能力を隠し続けるには、社会の価値観を自分のものとして吸収し、自分に「こんなふうに感じるわけがない。ただ勝手に思い込んでいるだけ。反応しすぎているだけ。敏感すぎるだけよ」と言うようになってしまったのです。

これは決まり文句となり、自分は現実をはっきりと見ることができないんだと信じ込むまで、何度も何度も自分に言い聞かせてきました。そして、自分自身を信頼できる情報源として見られなくなったのです。

自分はとんでもなく間違っているんだと感じ始めても、具体的に何がおかしいのかはわかりませんでした。ただひとつわかっていたのは、自分の直観力や本当の自分を隠し、馬鹿げている（要は、「クレイジーだ」）と非難されないようにしなければいけないということで、それは大きなプレッシャーでした。

そして、内なる声を無視したり静かにさせたりするのに一番良い方法として思いついたのが、食べ物、太ること、そしてダイエットに執着して気をそらす、ということだったのです。「ガットフィーリング（腸の感覚、つまり、勘）」に応えるには、内なる声をまるでお腹がグーグー鳴っているかのようにとらえ、胃に食べ物を入れればいいのだ、と思ってしまったのです。

乱れた食行動を克服するには、直観能力を取り戻し、自分の中にある知恵や導きの情報源を見つけなければなりません。直観からの情報を疑ってかかるのではなく、知性でもって直観からの情報の確認をとる、という作業が必要になります。常に、自分自身の中にある、賢くて思いやりにあふれたアドバイスの真価を認め、それを人生に意識的に取り入れていく必要があるのです。

このロシア民話は、昔々、小さな王国で幸せに暮らしていた王様と女王様のお話です。王様は、騎士たちが模擬戦をしたり、強さと技術を競い合ったりするのを見るのが大好きでした。そして、いつかは世界に戦力で打って出て、名誉と富を手に入れたい、と願っていました。

そんなとき、遠い国の冷酷な王が近くの王国を威嚇している、と耳にしました。これを待ちに待ったチャンスだと思った王様は、女王様に王国の指揮を任せ、大臣たちには彼女を手伝うようにと指示し、隣国を守るための戦に優れた騎士たちと共に出発しました。

森や山をいくつも通り抜け、やっと敵である王が支配している土地へたどり着きました。意気揚々と戦いましたが、負けただけでなく捕虜にまでなってしまいました。

王様は他の捕虜たちと一緒に鎖でつながれ、ひどい仕打ちを受けました。昼間には土地を耕し、夜疲れ果てて収容所に戻ってきても、ろくに食べ物も与えられませんでした。

同じ頃、王国では女王様がしっかりと国を治めていました。臣民たちは皆、健康で幸せで、国も繁栄していました。しかし彼女は王様に会いたくて仕方がありませんでした。数カ月、一年、二年、三年と経つにつれ、もうこのまま帰ってこないのではないか、と不安になりました。

そのため、王様がどうにかしてメッセージを届けられたときには、たいそう喜びました。まだ捕まったままでしたが、生きていることがわかっただけでうれしかったのです。メッセージで、王様は城や財産を売り払い、またできるだけ多くのお金を借りて、身代金を送ってくれ、と頼みました。

女王様は悩みに悩みました。王様には心から会いたいと思っていましたので、今すぐにでも解放してあげたかったのです。しかし、身代金のような大金をそろえるには何カ月もかかることもわかっていました。

「もし私が身代金を持っていったら……」と考えました。「お金を取られて、私まで捕まってしまうかもしれないわ。誰かに頼むとしても、誰を信用したらいいの？　もし身代金を取られるだけ取られて、解放してくれなったら？　あの意地悪な王ならやりかねないわ。受け取ってくれないかもしれないわね。あまりにも裕福で、私たちが持っていくちっぽけなお金なんて、笑い飛ばしてしまうかもしれないし」

女王様は絶望的な気分で寝室を歩き回りました。「もし王様の言う通りにしたら、彼が戻ってきたときに、貧しいどころか借金だらけの生活をすることになるわ。そしてこの王国も貧しくなって、みんなも苦しい思いをしてしまう」

女王様はもうこれ以上考えらえない、というくらい考えました。そして良いことを思いつきました。さすらいのリュート弾きとして、王様が捕えられている国まで行き、自分で王様を助けることにしたのです。こんな大胆な計画が成功するかどうかわかりませんでしたが、どうしてもやらないと、と思ったのでした。

大臣たちがこの思いつきを聞いたら全力で止めにかかるだろうと確信していましたので、長い茶色の髪の毛をバッサリと切り、大臣の恰好をし、「旅に出ます」とメモを残しました。そしてその夜、月の光だけを頼りに、リュートを片手に城からこっそりと出ていきました。

旅を続けるうちに、女王様は痩せ細り、日に焼けました。色鮮やかだった大臣の衣装も、埃っぽくくたびれていきました。そして一カ月が経とうとした頃、ついに目的地へとたどり着きました。

そこを支配する王の宮殿に着くと、リュートを手に取り、心から欲しいものを悲しいバラードにのせてうたいました。それはそれはとても美しい歌声で、聴いた人々は皆、すっかり魅了されてしまいました。歌を耳にするやいなや、王はすぐに彼女を連れてこさせました。

「ようこそ、リュート弾きよ」と王。「どこから来たのだ？」

「私の国は、いくつも国を越えなければいけない、とても遠いところでございます、陛下。私は国から国へと放浪し、音楽で生計を立てているのです」

「ではここに残って、私たちのために演奏しなさい。次の場所へ行きたいときには、お前がうたっている心から欲しいものとやらを、お礼としてあげよう」

三日間、楽しい歌や悲しい歌で王を満足させた彼女は、そろそろここを出発して次の国へ行きたい、と申し出ました。

「お礼に何が欲しいのかね?」と王が聞きました。

「陛下、ここに捕えられている捕虜の一人を旅の仲間として連れて行ってもよろしいでしょうか? 道中、彼の楽しげな声を聞くたびに、あなたのことを思い出して感謝いたします」

王はこれに賛同し、女王様は捕虜のいる収容所を歩き回り、やっと王様を見つけ、一緒に家路へとつきました。

道中、王様はこの痩せ細って日に焼けた大臣が女王だとは思いつきもしませんでした。そして、自分の国の境界線へとたどり着いたとき、王様が言いました。「親切な若者よ、もう一人で行かせてくれないか? 私はもう捕虜ではないのだ。この国の王なのだよ。行かせてくれたら、欲しいものをお礼に何でもあげよう」

「お礼なんてどうでもいいのです」とリュート弾き。「さぁ、行ってください」

二人は別れ、女王様は城への近道を行き、王様が戻ってくる前に城に着きました。立派な服に着替え、シルクでできた頭飾りをつけ、王様に会う準備をしました。

王様は、城で帰りを待ちわびていた臣民たちに挨拶をし、女王様のところまでやってくると、「私からのメッセージを受け取らなったのか？　解放されるのを今か今かと待っていたのだ！　だが助けてくれたのはお前ではなく、ここまで連れてきてくれたリュート弾きだ！」ととがめました。

身代金を送らなかったことで王様が怒るのではないかと思っていた女王様は、自分がリュート弾きだったということを寝室でこっそり伝えようと計画していました。しかし、彼女が話す前に、大臣の一人が口を開きました。「陛下、女王様はあなたが捕まっているという知らせを受けて、すぐに城を出て行って、たった今、戻られたのです」

これを聞いた王様は、女王様が助けに来ないどころか逃げ出したのだと思い込み、傷つき、悲しい顔をし、大臣たちと話すためにどこかへ行ってしまいました。そこで女王様は寝室へと戻り、長旅ですっかりぼろぼろになった大臣服を身にまといました。そしてリュートを手に取り、城の庭へ行き、遠くの地でうたっていた歌をうたいました。

この歌を聞くなり飛び出してきた王様は、リュート弾きの手を取り言いました。「このリュート弾きが私を助けてくれたんだ！　さぁ、私の友よ。お前の心から欲しいものとやらをあげようではないか」

リュート弾きは、「私は、ただあなたが私を信じて愛してくれたらそれでいいわ」と言いながら大臣服を脱ぎ捨て、女王としての本当の姿を現しました。「そして、私の話を聞いてほしいの」

あちこちから驚きの声が上がりました。驚いてしばらく立ちすくんでいた王様も、すぐに女王様を抱きしめました。そして女王様は、なぜ、王様を助けるために自分のリュート弾きとしての才能を使うことに決めたのか、話し始めました。

そしてそれを聞いた王様は、女王様の賢さと勇気に歓喜し、感謝の気持ちとして、国中で七日間の祝宴の祭りを開くことにしたのでした。

この物語の女王様は、私たちが持つ女性としての直観を表しており、私たちには思考プロセスの王様、つまり論理と共に、私たちの人生を統治する力があるということを表現しています。解決できないように思えるジレンマに直面したとき、女王様はありとあらゆる論理的な可能性を模索しつくし、突然、今までにない、少々突飛なアイディアを思いつきました。

そしてそのアイディアが本当にうまくいくかわからないながらも、直観を信じて行動を起こしました。彼女はその計画を正しいと**感じた**のです。直観的であるということはリスクを冒す覚悟を持つということであり、どこにたどり着くかわからなくても、一歩を踏み出そうとする、ということです。

直観は、自分の心に正直であり続けることで見えてくるものです。女王様は自分の気持ちを信じ、正しい道へと導いてもらうことにしました。具体的に言うなら、彼女は王様に会いたくてたまらず、ただ手をこまねいて待っていたくはありませんでした。そしてこの気持ちが、ただ与えられた指示に従うのではなく、より創造的な解決策はないかと模索するモチベーションになったのです。

理性的な思考と違って、直観的な衝動は気持ちや感情と深い関わりを持っています。王様に会いたいという気持ちを素直に感じて受け止めたからこそ、孤独感を否定しなかったからこそ、女王様は王様への想いを素晴らしい、魂のこもった歌にのせることができたのです。心から欲しいものの嘆願に心がこもっていなければ、彼女の歌に敵国の王が感動することもなかったでしょうし、彼女の計画もうまくいかなかったことでしょう。

この女王様は、私たちの直観のように、全体像をとらえたのです。彼女は王様からの指令を論理的に考えたとき、それでは制約がありすぎると気づきました。もし王様から言われた計画がうまくいったとしても、王国が貧しくなってしまう、というマイナス面があったのです。私たちも直観に向き合うと、より幅広い知識とつながることができ、ひとつのことしか見えない狭い視野の代わりに、物事の結びつきを認識できる広い視野を持つことができるのです。

物語の大臣たちは、直観を信頼しない社会の声を表しています。女王様は、大臣たちからは何の助けも得られないだろうとわかっていただけではなく、直観に基づいた計画など止めにかかるだろうともわかっていました。ですから、彼らには何も言わず、無駄な論争を丸ごと避けました。そして、自分が自分の君主となり、自分であり続け、内なる権威に従うという決断をしました。私たちも彼女のように、直観からの知恵を邪魔するような人々を気に留めることなく、するべきだと感じたことをできるようにならなければならないのです。

乱れた食行動という拘束から解放されたいのなら、まず、直観がもたらす衝動を受け入れなければなりません。内なる声を聞き、直観を再発見し、その賢さを認めるのです。

これは、毎日、体からのサイン（ガットフィーリング）と本能に気を配り、衝動や予感を無視しないということです。そして、感情や洞察力が与えてくれる情報を導きとして使う、ということでもあります。

直観にアクセスするには、受容的でなければなりません。何もせずにじっと座り、「何かをしていること」ではなく「今ここに存在すること」に気持ちを集中させる時間を日常的に設けてみてください。いろいろな考えや感情に気づいてください。何度も出てくるイメージやアイディアにも気を配ってください。

感情も受け入れてください。批判することなく、ただ流れに任せて受け止めてください。何を感じている「べき」かではなく、今何を感じているかに集中してください。ひとつでも押しやって隠してしまった感情があると、直観にはアクセスできません。いろいろな感情を知り、それぞれが体のどこにサインを送ってくるのかを知ることも大切です。そうすることで、直観的な衝動を恐れと取り違えることがなくなります。

自己批判は一切捨ててください。直観からのメッセージを批判するのではなく、好奇心をもって、いろいろな質問を投げかけてみてください。「どうして仕事に行きたくないんだろう？　何かが引っかかっているけど、何だろう？　どうしてこんなふうに影響されているんだろう？　この状況がどう変わったら、すっきりするかな？」。好奇心をもって質問するたびに、内なる導きを呼び起こすことができるのです。

自分自身としっかり向き合ってください。「私がこれを言ったら、彼女はどうするだろう？」「私がこれをしたら、彼はどう感じるだろう？」「私が一緒にいるということを、この人たちはどう思っているんだろう？」と問うのではなく、「彼女が今言ったことに、自分はどう感じているのだろう？」「今彼がしたことに対する、自分の反応はどんな感じだろう？」「この人たちといるということは、私にとってどんな感じがしているのだろう？」と自問しなければなりません。私たちは、自分自身が一番よく答えを知っているのに、外の世界に答えを求めすぎているのです。

自分自身に忍耐強く接してください。直観を再発見するにはいろいろな経験が必要です。直観はいろいろな形で私たちに語りかけてきますので、気づけるようになるまで時間がかかるものです。質問に対して明確なYESやNOという答えがあるときもあれば、もやもやとした不安が続くこともあります。なかなかまとまらなかった考えや、長いこと忘れていた記憶や夢に対して、どうすればよいのか突然ひらめくこともあります。

直観的な予感、洞察、そして衝動をどんどん書き留めてください。そして、それらが秘めるメッセージが明らかなきっかけとなった出来事にも気を配ってください。直観はいろいろな形をしていますが、どれが正しくて、どれが間違っているということはありません。しばらくすると、直観はどんな感じのものなのかが明確になってきます。

他人が何と言おうと、自分の直観を信じて行動することに決めると、直観に従うことでよりエネルギッシュでパワフルに感じることに気づけます。いろいろなことが、流れのままに起こっていくような感じがします。反対に、直観に従わないと、何かがひっかかっているような感じがしたり、無力でお手上げだと感じたり、すべてが苦闘の連続となるのです。

女性の持つ直観というのは、絶対に消えることがありません。何年も無視されたり否定されていたりしても、自分と向き合って内面の言わんとすることに耳を傾けることで、再発見できるのです。何年も使っていない力ですので、使わなかった筋肉のように弱くなっていたり萎縮していたりするかもしれませんが、直観を信じ、使い続けるというリハビリを行っていくと、また強さを取り戻します。

あなたという人間の中心には、導きを与えてくれる賢くて思いやりにあふれた女性がいる、ということを忘れないでください。彼女は自分の声を聴いてほしいと願っています。そして、彼女は決して、あなたを間違った方向に導くことはありません。

第12章 夢——心の旅

この古いイギリス民話は、夢の大切さを教えてくれます。

昔々、ある田舎の村に、質素な生活を送っている貧しい大道商人がいました。小さなコテージと、裏庭に生えた大きなチェリーの木以外には、ほとんど何も持っていませんでした。その木は、彼が家族のために育てている野菜に囲まれていました。

ある夜、彼はロンドン橋へと旅をしてそこで金貨でいっぱいの袋を見つける、というとても良い夢を見ました。とても鮮やかな夢で、起きてからもしばらくは、現実だったのではないかと勘違いしそうになったほどです。一日中夢で見た光景のことばかり考えていた商人は、その晩奥さんに言いました。「ロンドン橋の下で、金貨でいっぱいの袋を見つけるっていう夢を見たんだ。だから今すぐお宝を見つけに出発しなきゃならないんだ」

それを聞いた奥さんは、「気が狂ってしまったの?!」と大声を出しました。「いくら金貨を見つける夢を見たからって、旅に出るなんてダメよ。ここに残って、私と家族を養ってくれなきゃ困るわ」。ところが、商人は聞く耳を持たず、この幸運を逃すまいと決心していました。とうとう奥さんも折れて少しの食べ物を詰めてあげ、安全な旅路を願いました。

埃っぽい田舎の道を延々と歩いて旅しましたので、それはそれは長いことかかりました。やっとロンドンに着いた商人は、すっかり疲れ果てていましたが、すれ違う人々に道を聞き、夢で見た橋へとたどり着きました。

けれど、あぁ……なんと残念なことでしょう。金貨はありませんでした。

それでも、絶対に金貨を見つけてやると強く決心していた商人は橋のたもとに留まり、夢はきっと現実になる、と希望を捨てませんでした。

二日目の夜、食べ物は底を尽きそうだし悲観的にもなってきて、「夢を信じるなんて、俺はなんて馬鹿なことをしているんだ」と思いました。そして上着とリュックを拾って帰ろうとしたときでした。橋の向いにあった宿屋から、一人の男が出てきて商人に聞きました。「私の部屋からずっとあなたのことを見ていて、もう二日になるけど、いったい何をしていたんですか？」。商人がいきさつを話し終えると、その男が笑って言いました。「僕も馬鹿げた夢を見たことがありますよ。田舎の村にある小さくて質素なコテージに旅して、そこに生えているチェリーの木の下から、金貨でいっぱいの袋を見つける、っていう夢だったんです」

それを聞いた商人は、ろくにお礼もさようならも言わず、家路を急ぎました。家に帰るなり、すぐにチェリーの木の根元を掘り、金貨袋を見つけたのでした。そして、彼と奥さん、そして家族は、生涯幸せに暮らしましたとさ。

この物語の商人のように、私たちも夢をあまり重視しない社会に暮らしています。子どもが悪夢を見て怖がっていても、夢に何の意味もないかのように、「**ただの夢**だったんだから、大丈夫よ」と言います。業績をあげていない人のことを、「あいつは夢想家だ」とさげすみます。学校では、「空想にふける」と叱られます。夢が私たちの過去や現在、そして将来に関する意外な情報を握っている、という考えはあまり浸透していません。

はるか昔には、夢は力強くて神秘的で、大切な情報源だと考えられていました。夢が男神や女神からのメッセージだと信じたり、森羅万象の謎を解く鍵だと信じる人もいました。また、夢が、起きているときの世界と同じくらい現実的な、全く別の世界への道を示してくれる、という人もいました。多くの文化のシャーマンたちは、夢は将来起こる出来事と関係があると考えていましたし、先住民のヒーラーたちは、夢が悩みを解決したり病気を治したりするための知恵を与えてくれると信じていました。

私たちが暮らす現代の西洋文化では、夢は「無意識」、つまり、外の世界に見せている表向きの自分の下に隠れている、より奥深い一面と関係している、と見なされるようになりました。多くの臨床心理士が夢の解釈に力を注ぐのもそのためです。夢は、自己分析の「王道」だとして、現実世界で抱いている考えや、本当の気持ち、そして心の欲望を象徴すると考えられているのです。しかし、「しゃちほこばった」科学的な思考を好む人たちは、夢には何の意味もないとあざ笑い、「神経学的な静的状態」でしかないと考えています。

夢の難しいところは、その真価を認められるようになるには夢特有の「言語」、つまり情報伝達の方法を理解する必要がある、ということです。夢は、現実世界とは違う形で私たちに物事を伝えます。どちらかというと、詩や絵や物語のようで、私たちの意識を介さず魂に直接語りかけ、心の奥底で共鳴する思考や感情、イメージを呼び起こすのです。起きているときは直接的、直線的、そして論理的な情報伝達に慣れていますが、夢はアートのように、シンボルやメタファーという形で私たちに語りかけます。詩、夢、そしておとぎ話に出てくるメタファーは、知性だけでなく想像力や感情に影響します。メタファーを文字通りに知性レベルで理解しようとしても、夢が伝えようとしている複雑な意味を汲み取ることはできません。ただの「奇妙な」ものにしか思えませんし、恐ろしくさえ感じられます。知性レベルでのアプローチでは理解できないどころか、理解**したい**とも思わずに夢を無視し、「金貨」を得るチャンスを逃してしまうのです。

無意識というのは、人生での経験、最近の記憶から遠い昔の記憶、そして将来の可能性までがたくさん詰まった広大な海のようなものです。逆に意識は、無意識という広い海にぽつんと浮かんでいる小さな島でしかありません。限られた意識で、無意識の中にある計り知れないほどの情報を理解するためには、情報は何層もの意味をまとったシンボルという形に凝縮されていなければなりません。ここで役立つのがメタファーです。メタファーは、無意識の世界にある衝動、パターン、そして直観を、意識が理解しやすい形へと変えてくれます。夢に出てきたひとつのシンボル、一言、そしてひとつのイメージのそれぞれが、たくさんの意味を持つのです。

夢の言語、つまりメタファーを理解できるようになると、新しい世界が開けます。私たち自身の内面とより深いつながりを持ち、導きとなる情報を得て大切な記憶を取り戻し、インスピレーションの源や癒しの源を見つけることができるのです。夢は、あなたが今どこにいるのか、どこから来たのか、どこに行くべきなのか、そしてそこで何を手に入れるべきなのかを教えてくれます。私たちが日常生活で見過ごしてしまったことや、避けて通ったことを今一度見せてくれ、それに対する気持ちや考えを明らかにしたり、自分らしさや何が欲しいのかを自覚し、より全体的でまとまった自分自身になるために必要な姿勢を示してくれます。たとえば、何も着ずに散歩に出てしまったことに気づいてぞっとした、という夢を見たとしましょう。この場合、夢は、仕事場でさらし者にされたり無力感を抱いたりすることに対する恐れや、きちんと向き合わなければならない何かに対する恐れを表しているのかもしれません。

夢を通して無意識から送られてきたメッセージを受け取るには、夢に登場した物や人物、出来事や場所は、単に見覚えがある具体的な物や人や場所を表しているのではなく、多次元の**シンボル**であると理解しなければなりません。夢が見せてくれるイメージやアイディアは、私たちが日常生活で抱いているものよりはるかにドラマチックです。私たちにショックを与え、もっと注目して気を配れと言わんばかりに誇張されているのです。残念なことに、多くの人は夢で見た光景や行動を恐れて忘れようとしてしまい、自分が感じている恐れを理解して癒す機会を失っています。夢の変わった性質を正しく理解せず、現実世界の基準で判断してしまい、夢は誰のことも傷つけないということを理解していないのです。たとえば、美術館から絵画を盗み出そうとして警備員に暴力を振るい、殺そうとしている夢を見たとしましょう。こんな夢を見たからといって、あなたは窃盗癖のある殺人狂というわけではありません。そうではなく、この夢は現実世界で押し殺そうとしている怒りについて何かを伝えようとしているのです。夢で自分が起こしていた行動を批判するのではなく、誰に怒っているんだろう？　と自問してみてください。あなたの独創力を否定している人はいませんか？

夢では、現実世界で関わりのある人や、自分の一部として認めたくないために無視している自分自身が、ありとあらゆる形で表現されます。注意深く分析していくと、クリエイティブな企画の邪魔をしている自分の一部（リスクを冒したくないという権威主義的な声）に気づいたりするかもしれません。

私たちが夢で見たり経験したりする人間関係は、自分の中におけるたくさんの自己同士の関係について、深い真実を明らかにしてくれます。私たちは自分の想像以上に複雑で、心にはさまざまな特徴や性格が勢ぞろいしているのです。責任感がある、協力的、思いやりがある、現実的、などと、親近感を持てたりすんなり認められる特徴もあれば、創造的、気楽、自信がある、など、なじみのない特徴もあります。そして、理不尽、批判的、飽き足りずにわがまま、怒りがち、など、好きになれない特徴もあります。夢に出てくるのはたいてい、私たちの注目を浴びようと叫んでいる、自分が認めたくなかったり、好きでないからと無視しようとしたりする自分です。そしてそれは、あなたの家に侵入しようとする邪悪で冷淡な悪党や、あなたを追いかけまわす犬の群れ、もしくはあなたを人質として捕まえてしまう悪魔のような化け物として夢の中に現れるかもしれません。

夢では、男性の登場人物は私たちの男性的な側面を、女性の登場人物は女性的な側面を表します。ですから、夢の中での男女関係は、私たちの男性的側面と女性的側面の関係性、つまり、論理的で外交的、自立的で目標・業績志向の自分と、感情的、直観的で関係志向の自分との関係性の本質を表していると言えます。どちらかが、もう一方に脅されたり支配されたりしそうになっていませんか？　両方が「愛し合いながら」チームワークを発揮していますか？　たとえば、もし金融コンサルタントとして働いている、親友の旦那さんとセックスしている夢を見たなら、それは必ずしもあなたがその男性に気があるということではなく、あなたの中の「財務」を担当している男性的側面との団結を表しているのです。

両親に関する夢はたいてい、私たちが無意識に自分の一部として取り入れてきた彼らの特徴を表しています。同時に、夢は自分の親としての性質や、女神や男神という原型的な概念に関する洞察を与えてもくれます。そして子どもや赤ちゃんは、私たちのインナーチャイルド、つまり、傷つきやすくてまだ未熟な自己を表します。動物はというと、私たちの本能的な性質を表しているのです。

食べ物との葛藤の本質を理解しようとしている女性にとって、夢は、彼女が本当に渇望しているのは何か、満たされていない欲望は何か、体のサイズでもって解決しようとしている内なる葛藤は何か、食べ物で押し込めようとしている感情は何か、そして何を恐れているのかを紐解く大切な手がかりとなります。夢で見るメタファーによって、食べ物や脂肪、そして太ることが、現実世界でどのように役に立っているのかが明らかになるのです。ときには夢が強烈な形で、自分のどんな側面を無視したいのかや、食べ物やダイエットを使ってどのようにそれを隠しているのかをも明らかにしてくれます。また、今からどうしたらいいのか、どんなスキルを学ばなければならないのか、どんな内なる声を聞かなければならないのか、そしてどの内なる情報源に頼るべきなのかも教えてくれるのです。

私の知り合いにパティという、無茶食いに苦しんでいた客室乗務員の女性がいます。彼女が話してくれた夢に、「私の上二人の子どもがファーストクラスで香港に旅行しているんだけど、私自身はその飛行機に乗っていなかったから怒っている」というものがありました。これは、彼女にとってとても明確なメッセージを含んだものでした。他人にはファーストクラスの接し方をしているのに、自分は何も見返りをもらっていないことに対する喪失感の表れだということに気づいたのです。夢によって、職責から少し離れて、休暇に出かけたいという希望がかなっていないことが嫌になっていた、ということが明らかとなりました。

そして夢はこう続きます。

「上の子二人は香港に行って、私はまだ赤ちゃんの双子の娘たちとオープンカーに乗っています。そうしたら、いきなりシャトルが私たちの目の前に墜落して爆発するんです。あたり一面悪魔だらけだけど、私は何とか双子を守って無傷で逃げ出します」

パティは、車の屋根が開いていることと、世話をしなければならない赤ちゃんが二人もいることに対しての無力感と無防備さとを関連づけました。シャトルの爆発は、夢を見る前日、保育園との契約が打ち切られてしまったことで感じていた無力さを表していたのです。

「それから、双子と私はチャイニーズレストランに行くんだけど、ウェイターにものすごく腹が立って、彼に向かって、自分が食べたいものを頼むから指図するな、お金を払うのは私なんだから、あんたには私が何を食べようが関係ないって叫び始めます。それで、彼の頭めがけて椅子を投げるんです」

パティは、レストランという設定が鍵となって、欲求不満や無力感が食べ物や食べることに関する問題と関係しているのではないかと気がつきました。彼女はこのチャイニーズレストランで、上の子二人が香港で食べていた「食べ物」を注文しようとしていたのだ、と考えました。爆発した怒りは、人の給仕をするウェイターという彼女の一側面が、**パティ自身が**欲しいものを手に入れることを許してくれないときに感じる憤りを意味しました。ですからこの夢は、怒りにもっと注目するようにと彼女に（頭めがけて）促し、欠乏感、無力感、欲求不満、そして怒りから気をそらすために無茶食いをするのではなく、意識的に欲しいものを選べるように、その怒りを表現する必要があるということを伝えていたのです。

あなたの内なるドリームメーカーは、困難な状況における一番のガイドです。それは、現実世界で起きている話のひとつ先の話を見せてくれ、自分という人間に関する真実のすべてを発見できるよう、前に進むように促しながら、手招きをしてくれています。イメージや言葉遊び、そして心の状態といったユニークな言語を使って、逆説的に、あなたが今まで気づいていなかったり活用していなかったりした自分の一部に「目覚めさせて」くれるのです。

次に、トリシアという若い女性が話してくれた夢を見てみましょう。彼女は過食症で苦しんでいて、この夢を見たのは克服間近、最後の過食嘔吐サイクルの少し前のことでした。

「ナイフを持った女が、私を森の中まで追いかけてきて、殺そうとしています。その女は嘘の口実で私に森まで運転させて、いきなり私を追いかけ始めます。私はとても驚いています。本当に怖い。それから、私はなぜか逃げるのをやめて、怒りながら、『もう終わり。こんなの馬鹿げてる！　私はここにいたくもないし、他にすることがあるからあなたを家まで送っていきます』と言うのです。それで（満足そうな）彼女を家まで送っていくと、家の前に長くて急な坂道があることに気づきます。それで『やることがたくさんあるから、これ以上先まで送りたくない』と思った私は、『ここ（私道のふもと）で降りて』と彼女に言うのです。そして彼女の頬にキスをして、用事をすますために出発します」

トリシアはすぐに、夢に出てきた女性が、子どもの頃から敵意と批判丸出しで意地悪だった、実の姉であることに気がつきました。そして、この夢を見る少し前には、姉に裏切られたり拒絶されたりすると、あるいは姉に批判されることを**考え**たりすると、必ず過食嘔吐の症状が出ることに気づいていました。ですから、この夢は、いつもトリシアが姉に傷つけられたり、そのことを考えたりするたびに、無意識という森に（過食嘔吐することによって）逃げ込んでいたことを表していたのです。

しかし、この夢でトリシアは、逃げ続けるのではなく、怒りを感じ、走るのをやめました。人生で他にやりたいことがあると気づき、自分が感じることや欲することを無意識の世界へ追いやるのはもううんざりでした。この夢を見たことで、ひどい扱いを受けてきたことへの怒りをきちんと表現すれば、本当の気持ちから逃げ続ける必要はなくなる、ということが明らかになりました。

そしてもっと深く考えていくと、夢に出てきた女性が、姉にされていたようなひどい扱いを自分にしてしまう、批判的な自分自身でもあるということに気づきました。トリシアの批判的な部分は、「すべきこと」をしない自分をけなしたり、もっと素早く完璧にこなす「べき」だった自分を過度に非難していました。この批判的な自分こそが「逃げたい相手」であり、そこからトリシアは過食症の症状でもって無意識へと逃げ込んでいたのです。ですから、この夢のトリシアへのメッセージは、もう逃げ続けなくもいいし、森に隠れたままでいる必要もない、ということでした。怒りをきちんと感じて表現することで、人生の「運転席」を取り戻すことができ、批判的だからと無視し続けていた自分の一部を家に送り届け、自分のしたいこととしたくないことを毅然と、愛情をもって明確に伝えることができるのです。

このように、夢は、理性や意識的な心だけでは解決できないミステリーを紐解く手がかりをくれたり、忘れてしまっていたことを思い出させてくれたり、立ち直りのきっかけを与えてくれたりするのです。

次はシンシアという女性の経験談です。彼女は拒食症で入院したこともありますが、完全には克服できていませんでした。そして十代後半になっても、いまだに太ることを極端に恐れ、食べた物はすべて吐いていました。セラピーに通っていたこともありましたが、拒食症の引き金となっている問題を見つけられずにいました。シンシアは次に紹介する夢から、克服のきっかけとなった大事な気づきを得ました。

「私は今、旦那はいつ帰ってくるんだろうか、と思いながらリビングルームで待っていますが、隣に住んでいる女の人にイライラしています。私は常日頃から彼女のことを『だらしない人だ』と思っています。しばらくすると、その人が私の家の玄関先で、私の友人のボーイフレンドといちゃつき始めます」

この夢は、シンシアのセクシュアリティに対する気持ちと、彼女がどれだけ自分のセクシュアリティを信じていないか、ときには嫌悪しているかについて話すきっかけとなりました。

そして夢はこう続きます。

「旦那はその日、三人の男友達と一緒に帰ってきて、私はすぐに全員分の夕食を作らないといけない、という状況に立たされます。すると、彼らはキッチンになだれ込んできて、冷蔵庫前の私を取り囲みました。私は、ちょっとしかない食材でどうやったら全員を満腹にできるか、思いつけないでいました」

夢での食べ物との葛藤は、シンシアが現実世界で抱いている、永遠に満たすことができないのではないかと感じるほどの飢えと共振しました。彼女は、食べ物とセクシュアリティには何か関係があるのではないかと思うようになりました。

「旦那が連れてきた男友達のうち、一人は太っていて、毛むくじゃらの顔をした、背が低く、下品な男です。一人はスリムで背が高く、意地の悪い人です。そしてもう一人は、透明人間なんじゃないかと思うくらい存在感のない人で、ほとんど見えないけれど、良い人です。そして私は、何かが入ったボウルを取り出して料理し始めます。つらくなって、もうやめたいなぁと思ったその瞬間、皆がまたキッチンになだれ込んできて、たった今作ったものにがっつき始めるのです」

ここでシンシアは、背が高くてスリムな男が、昔付き合っていたボーイフレンドに似ていることに気づきました。別れてからわかったことなのですが、その男はシンシアの当時五歳だった妹に性的暴行を加えていたのです。シンシアは彼や、彼のしたことについて感じていることを話すと感情的になったものでした。彼女はそんな男と付き合っていたことを、いつも大変恥じていましたし、「痩せこけた」ティーンエージャーだった頃には、自分とボーイフレンドの行動とを同一視して、言葉に出さなくとも、「ほらね、あんな男と付き合うなんて、私もあいつみたいに変態なんだ」と思い込んでいました。そして、太った毛むくじゃらの男は、シンシアにとって、ボーイフレンドが妹にした「意地悪な」ことと関連のある、「下品」で動物的で性的な彼女自身の性質を意味していました。太ることへの恐怖は、性的になることへの恐怖と関連していたのです。「良い人」と映った男は、「わずかに」しか見えない、自分のセクシュアリティのプラスの面を表していました。

夢の舞台がキッチンだったことにも大きな意味があります。キッチンは生の食材が「料理される」場所、つまり、本能そのものが、意識によって消費され消化されることの可能な、心地よい何かへと変えられる場所でもあるからです。この夢を解釈しているうちに、シンシアは腹ペコで家にやってきた男たちは、それぞれが、満たされたい、気づいてほしいとアピールしていたのに、ずっと拒絶されていた彼女のセクシュアリティの一部だったのだと理解することができました。

どれだけ食べ物を与えても満たされることのない男たちの腹を満たすのは、とても大変なことでした。シンシアが無視し続けていた自分の一部を満たすのに本当に必要だったのは、彼女自身からの注目でした。それぞれの存在に気づき、気を配ってあげることで、食べ物や痩せることへの執着から解放されるのです。執着は、無視し続けられていた側面を彼女の意識下に置く役割を果たしていました。この夢は、彼女なりの「今日は誰が夕食を食べに来るのかな?」というドラマという形で、それぞれの側面に注目をする機会を与えてくれたと言えます。

乱れた食行動を克服しようとしている女性たちは、食べ物はメタファーであるということ、そしてそのメタファーを理解するプロセスを通して回復が起こるのだということを理解しなければなりません。メタファーはたいてい理解しにくいものですので、夢を解釈していくことで(食べ物が何を象徴しているのか、太るということが私たちにとって何を意味しているのか、また、特定の感情を表現したり押し込めたり、そこから気をそらしたりするのに、どう食行動を使っているのかが明らかになり)理解を深めることができます。したがって、夢は単なる夢ではなく、「夢の言語」を理解することで、より大きな価値のあるものとなり得るのです。

夢に注目し、解釈できるようになると、メタファーという言語がより身近になります。そして、現実世界でどのようにメタファーが役立っているのかも理解できるようになります。たとえば、食べ物は心の糧のメタファーで、人からの注目、愛情、そして感謝に飢えているときに私たちは食べる傾向にある、とわかるようになるのです。食べ物を詰め込むことが、表面に出ていると危険な感情を押し殺すための死に物狂いの行動だということも明確に認識できるようになります。そして、太るということが、他人からの言葉で味わう屈辱や、口説かれることからの保護、そして他人の嫉妬からの保護を表している、と理解できるようにもなります。

夢の意味を読み解くためには、まず、夢をキャッチできるようにならなければなりません。夢は誰もが見るものですが、覚えていない人が多いのです。夢ははかなく、覚えているためには、ときには何か特別なことをして、気を配らなければなりません。

一番夢をキャッチしやすいのは起きがけの時間です。目を覚ましてすぐに起き上がったり、その日しなければならないことなどを考え始めてしまうと、すぐに忘れてしまいます。ですから、まずは夢で聞いた言葉、考えたこと、見た光景などを記憶にとどめる時間を持ってください。

そして、すぐに書き留めてください。夢を忘れるのは一瞬です。夢日記という形で書き留めていけるよう、ノートとペンを枕元に置いておくとよいでしょう。書き留めようとしたり、そのために必要なものをそろえようとしたりするだけでも、夢の記憶が引き出されるということはよくあります。全部覚えていなくても、言葉、光景、感じたことなど、思い出したものを書き出してください。そのうち、もっと明確に描写できるようになります。そして、書き留めるときには、まるで書いているその瞬間に起こっているかのように、第一人称と現在形を使うことをお勧めします。たとえば、「私は真っ暗な道を運転していて、隣に座っている男の人がたばこを吸っている」といった感じです。こうすることで、夢の臨場感を保つことができます。

何か手助けが必要な問題を抱えているなら、寝る前に心に留めておいてください。そうすることで、ガイダンスや手がかりとなる夢が見やすくなります。食べ物、太ること、食べることでの葛藤が何であれ、食べ物が象徴しているのもの、太ることが意味しているもの、食べることで表現したり押し込めようとしている感情が何なのか、その手がかりとなるような夢が見られるよう意識してみてください。根底にある問題や、克服のプロセスで最も役立つ態度を発見できるよう、手助けを求めてください。すぐに手がかりを与えてくれるような夢を見られるとは限りませんし、何週間もかかるかもしれません。しかし普段から意識していると、求めていた夢を見たときに、これが見たかった夢だ、と気づけるチャンスが大きくなるのです。

夢を解釈するにあたっては、何か特別なスキルがあって、それが「答え」を与えてくれるわけではありません。想像力を使って、夢に出てきた物事の意味を考えたり、実生活とどのような関わりがあるのかを考えたりといった経験を積むなかで、自分の直観に自信を持てるようになるのです。夢のシンボルやメタファーに慣れるために、それらについて書かれた本を買ってもいいかもしれません。しかし大切なのは、解釈に正しいも間違いもないということです。あなたの夢は

あなたの夢であって、指紋のようにユニークなのですから。

夢は人間の経験に語りかけ、さまざまな文化に共通する意味を持つような、古代的で魅惑的で、しばしば強烈なイメージ（魔女、女王、月、女神など）や、伝統的で原型的なシンボルを見せてくれることもありますが、ほとんどの夢は自分で見つけなければならない個人的な意味合いを含んでいます。この意味を理解しようとするプロセスは、普段慣れている分析的な思考過程とは大きく異なります。分析的な思考過程というのは、アイディアを故意につなぎ合わせて積み上げ、論理的な結論に導くプロセスです。しかし、夢を解釈するには、論理を使ったり思考をつなぎ合わせたりするのではなく、夢で見た光景や感じたことにじっくりと思いをめぐらし、意味を浮かび上がらせるというプロセスが必要になります。何か思い出す人や物はありますか？　似たような感情を抱いたのはいつですか？　どんな感覚が起こりましたか？　今人生で起こっていることと、どう関係していますか？　食べ物に対して抱いている感情や不安と何か関連がありそうですか？　すぐに答えを見つけようとせず、もっと細かい質問もしてみてください。夢の登場人物で知っている人がいたなら、その人は現実世界ではどんな性質を持った人でしょうか？　その人のことをあなたはどのように描写しますか？　夢に出てきたものは何を象徴しているでしょうか？　たとえば、海、スピードを出して運転すること、大きな歯、赤という色、チョコレートチップ、空箱、魚、はげ、などといったことで、あなたは何を連想しますか？　夢の設定が呼び覚ます感情は？　前に同じように感じたのはいつのことですか？　もし見慣れたところでの夢なら、以前そこにいたとき、人生では何が起こっていましたか？　女性と男性の関係はどんな感じですか？対立していますか？　バランスが取れていますか？　食べること、食べ物、太ること、ボディイメージとの葛藤に関係していそうな夢ですか？

無理に夢の意味を見つけ出そうとするのではなく、受け入れようとする姿勢でいてください。自然に思いつくのを待ってください。質問をしたとき、意味がわからないような答えが浮かんできたとしても、それを受け止めてください。

誰か、すぐに意味を解釈しようとしない人に、夢について話してみるのもいいかもしれません。夢を描写したり、見たもの、登場人物、場所などについて話したりしているうちに、より深い意味を発見できるかもしれません。私には朝一番に電話して、前夜見た夢について話し合う友人がいます。そしてもう一人、朝一緒にウォーキングしながら、話さずにはいられない夢や、興味深い夢について話す友人もいます。もし今あなたがセラピーに通っているなら、セッションを丸々、ひとつの夢、もしくは夢の一部の解釈に費やしてもいいでしょう。導きや癒しとなる、たくさんの情報を得られるかもしれません。

夢の内容もとても大事ですが、商人のお話のように、本当の宝物は夢を追いかけるプロセスの中で見つかるものです。夢や内なる声に耳を傾けるようになると、信頼できる情報源は自分の中にある、と気づくことでしょう。人生で経験している苦しみやジレンマの解決策は、外側の権威による基準や意見に固執することではなく、個々の経験や感情を探求することで見つかるのです。

シンシアはこう言っていました。「夢がこんなに大切だなんて思いもしませんでした。夢のほんの一部をただ書き留めたり見直したりするだけで、どれだけ多くの情報が得られるかがわかってびっくりしました。でも一番驚いたのは、夢が自分の体を信じる手助けになってくれたことです。自分の中からこの大切な情報すべてが発信されているのを目の当たりにして、内なる自己と、体からのシグナルを信頼できるようになりました」

第13章 ムーンタイム――体の英知の再発見

乱れた食行動を克服するためには、女性としての体との新しい関係、つまり、体からのメッセージやシグナルをしっかりと受け止めて大切にする、そんな関係性を築くことが必要不可欠です。女性の体をもって生まれてきたことが何を意味するのか、それを正しく認識することも大切です。

女性として存在するなかでの一局面で、私たちの文化で最もないがしろにされ、否定され、価値を理解されていないのが生理周期です。私たちの暮らす社会では、誰もが持ち合わせている女性性の側面は抑圧されています。自分の中の最も女性らしい部分が、恥や嫌悪、苦痛といった感情と関連づけられていても無理はありません。

しかし、生理周期のもたらす英知や、生命のリズムや鼓動とのつながりを維持する助けとなる内なる知識を再発見するには、この側面を受け入れる必要があります。次に紹介する物語は、私が、娘たちが生理に関して、社会の見方とは異なる新たな理解を得られるようにと書いたお話です。このお話では、生理を感情や自然界の周期が持つ英知との特別なつながりを有するものと見なし、祝うべきもの、そして感謝すべきものであるという見方をしています。

昔々、地球上のみんなが平和に暮らしていた頃、森の端にある小さな村にターニャという少女が住んでいました。ある日、ターニャはマットに座って新しいバスケットを編んでいました。彼女はバスケットを編むのが得意で、庭で野菜や花を摘むときに使う収穫かごをたくさん編んでいました。ぶどうのつるを取ろうとして立ったときでした。座っていたところに小さな血のシミが付いているのに気がつきました。それを見て怖くなったターニャは、急いでお母さんを呼びに行きました。

ターニャから話を聞いたお母さんは、「あぁ、それなら何も怖がることはないわよ。これは良いことなの」と言いました。

びっくりしたターニャがお母さんの顔を覗き込むと、お母さんの目は嬉しそうに輝いていました。お母さんはにっこりして、ターニャにささやきました。「これは、ムーンパワーが開花した証よ！　さぁ、おばさんのところへ行って、女の人だけが使える地球の魔法を教えてもらいましょ」

お母さんはターニャの手を取って、森の反対側にある、おばさんのコテージへと連れて行きました。おばさんは、お母さんが訪ねてきた理由がわかっていたかのように、一言も交わさずに挨拶し、ターニャに微笑みかけました。

ターニャはおばさんのところに行くのが大好きでした。おばさんの家は、うっとりする魔法の国のようで、絹やきれいなビーズ、エキゾチックな鳥の羽、かわいらしい貝殻、いろいろな形や色をしたクリスタルや石など、不思議なお宝がたくさんありました。

おばさんはターニャに、真っ赤な布ナプキンと、赤い粘土でできたボウルを手渡して言いました。「さぁ、ひとつずつ取って。もっと血が出ても、この布ナプキンが吸収してくれるからね。いっぱいまで吸い取ってくれたら、あなたの庭の近くの小川で水を汲んで、このボウルで洗うのよ。そして、その水を草花にあげるの」

「もっと血が出るの？　ということは、私は怪我してるってこと？」とターニャ。「違うわ」とおばさんは安心させるように言いました。「女の子は皆、女性になる準備ができたときに、この血の流れを経験するのよ。それが、女性の力の開花を知らせる自然の摂理なの。そして毎月、流れが戻ってきて、力を忘れてしまっていても思い出させてくれるのよ」

「その力って何？　忘れるなんてこと、あるの？」とターニャは聞きました。

「それはもう少ししたら話すわ」とおばさん。「まずは、そこのバスケットをひとつ取って、森にあるハーブを採ってきてほしいの」。そしておばさんは、満開のアザミ、カモミール、アツモリソウ、ルイヨウボタン、フォルスユニコーン、タチアオイの根、それからクランプ皮を少しと、キイチゴの葉っぱを採ってくるようにと指示しました。

ターニャはこのお願いに気を取られて、さっきまでの心配事をすっかり忘れてしまいました。彼女は森を歩き回って根っこや花を摘んだりするのが大好きでしたので、まだ小さい頃にどの植物がどんな形をしていて、どこに生えているのかを全部覚えてしまいました。新しい布ナプキンを付け、バスケットを手に、ターニャは森へと出かけていきました。

ターニャが戻ってきたのは夕方で、おばさんは台所でお湯を沸かして彼女の帰りを待っていました。二人はハーブの下ごしらえをして、それをお湯に入れてお茶にしました。おばさんはターニャにできたてのハーブティを一杯渡し、言いました。「さぁ、ここに座ってお飲みなさい。たくさん話すことがあるからね」

「そうだったわ」とターニャ。もはや恐怖心よりも好奇心が勝っていました。「その女性の力とやらを教えてちょうだい」

おばさんは、木のロッキングチェアに座って話し始めました。「母なる自然は、子どもたちが充実した人生を送れるように、いろいろな贈り物をするの。あなたがきちんとこの贈り物を理解して気にかけると、いずれそれは力となって、人生は美や幸せで満たされるのよ。贈り物はいろんな形をしているわ。人間たちが十人十色なようにね。でも、ひとつだけ、女性全員に共通の贈り物があるの。それが毎月来る生理よ。生理は、一生流れ続ける、感情という大きな川への入り口なの。そして川の深いところへ連れて行ってくれて、自分の心を信じることで得られる力を与えてくれるわ。その力があると、何かを本当に理解したときに、すぐにそれがわかるの」

「女性は、ムーンタイム(生理)前にはとてもとても敏感になるの。感情も研ぎ澄まされるし、いつも見えないことが見えたり、夢やビジョンが一番パワフルになるときでもある。とても神聖な時間なのよ」

おばさんは前へ後ろへと揺れながら、ターニャの目を見て、いくつか警告を発しました。「力というのは、ないがしろにされると破壊的になってしまうものなの。自分の感情に聞く耳を持たなくなる女性もいるのよ。そういう人たちは、見えないものが見える能力を捨ててしまって、自分の心の中から聞こえてくる声も無視してしまうの」

「どうして？　そんなことするなんて、信じられないわ」とターニャ。

「それはね」とおばさんは続けます。「自分にとっての真実を話すことが怖くなってしまうことがあるからよ。周りの人たちは、自分の言うことを気に入らないだろうって。だから、波風を立てないように、何か苦しいことがあっても、何でもないふりをしてしまうの。NOと言いたいときもYESと言ってしまうのよ」

「そしたらどうなるの？」とターニャが聞きます。

「ムーンタイムの頃、つまり、彼女たちが一番自分にとっての真実に敏感なとき、自分に嘘をついていられなくなるの。そうすると、それまでせき止められていた感情の流れが一気にダムを壊して、とんでもない痛みや怒りとしてあふれ出てしまうのよ」

「こんな状態に陥った女性は、人を傷つけるようなことを言ったり行ったりしかねないの。でも周囲の人たちは、いったいなぜ彼女がちっぽけなことで怒りまくっているのか理解できないの。どれだけ彼女が自分にとっての真実を押し殺していたか、検討もつかないからね。そして彼女は、真実をありのままに見られる力のことをすっかり忘れてしまって、自分はどこかおかしい、と考えてしまうの。そして、その贈り物である力を呪いとまで思ってしまうのよ」

「そうなのね。じゃあ、さっき女性が自分の持つ力を忘れてしまう、って言ってたのは、そういうこと？」とターニャ。

「そうよ」とおばさん。おばさんは、ターニャがすぐに理解したことにとても満足した様子でした。「だから、母なる自然からの贈り物を大切にして、自分の感情を信じて、内なる声に耳を傾けて、人には見えないものが見える能力を理解することが大切なのよ」

おばさんはターニャにお茶のおかわりを注ぎ、言葉を続けました。「ムーンタイムの頃、つまり力が宿るときには、あなたは今まで以上に自分との時間を大切にしないといけないのよ。自分の考えや感情としっかり向き合うの。自分の内面をしっかり見つめ直してあげる時間よ。他の人たちとばかり時間を過ごして、外の世界のことで忙しくしていると、イライラしたり不機嫌になったりしてしまうわ。それに、お腹が痛くなったり、腰が痛くなったりするかもしれないわね」

「どうして？」とターニャ。

「母なる自然が、自分の内面としっかり向き合いなさい、とメッセージをくれているからよ。自分の外側のことで忙しくする時間と、じっくり内面と向き合う時間とのバランスを取らないといけないの。月や地球、そして自分の体の自然のリズムに逆らうと、不愉快な感じがしたり痛みが出たりすることがあるのよ」

ターニャがうなずいたのを見て、おばさんは続けました。「ムーンタイムの頃には、睡眠時間も増やさないといけないわ。これはしっかり覚えておいてね。ドリームメーカーから、たくさんの鮮やかな夢を受け取るはずよ。癒しにつながる夢もあれば、ガイダンスとしての夢もある。とにかく夢にしっかり注目しないといけないわ」

ターニャがお茶の最後の数滴を飲みほしたのを見て、おばさんは言いました。「さてと、そろそろ夢の世界へ行く時間ね。朝起きる頃には美味しい朝食を作ってあげるから、あなたが見た夢について話しましょうね」

こうして、ターニャはおばさんの大きな羽毛ベッドに入り、シルクでできたこれまた大きなブランケットをかぶって眠りにつきましたとさ。

もし、生理についてターニャのような説明を受けていたら、あなたの体や女性としての自己との関係は、今とはどう違っていたでしょう。

あなた自身の生理に関する最も古い記憶を思い出してください。驚きましたか？　それとも、いずれ来るだろうなと覚悟していましたか？　生理についてどんなふうに教えられましたか？　何か、厄介で痛くてうんざりするようなものだと言われましたか？　何事もないかのように気に留めないほうがよいと教えられましたか？　言われたこと（または、言われなかったこと）をどのように解釈しましたか？　「女性になること」にどんな印象を抱いていましたか？　どんなふうに感じていましたか？　怖かった、恥ずかしかった、それとも楽しみでしたか？　複雑な気持ちでしたか？　社会からはどんなメッセージを受け取りましたか？　「生理がある」ことで、学校ではどんな扱いを受けていましたか？　それは何を意味しましたか？　あなたの周りの女の子や女性たちは、どんな反応を示しましたか？　男の子や男性の反応は？

今なお社会から受けているメッセージについて考えてみてください。メディアから発信されるメッセージはどのようなものでしょう。生理はオープンに、はっきりと正確に話されていますか？　それとも、曖昧にされたり、ほのめかされたりしていますか？　タンポンやナプキン、膣洗浄器や膣デオドラントの広告は、何を勧めていますか？

生理が来た頃に乱れた食行動が始まるのはよくあることです。初経の頃に、太ることや体重のことで頭がいっぱいになる女の子はたくさんいます。その頃、体が変わり始め、自分ではコントロールできない、より奥深い原始的な導きに従い始めるからです。初経の一年前頃から一気に体重が増える子がほとんどですが、このことを知らないのかもしれません。この頃の体重増加は、プロゲステロンという、生理に不可欠なホルモンを分泌するのに必要な脂肪を蓄えるために起こるのです。しかし、少女たちがすでに無力さやコントロール力のなさを感じながら生きていれば、この体重増加を食い止めてコントロールできている気分を味わおうとして、ダイエットを始めてしまうかもしれません。

初経を迎える頃、女性になることに対して抱いている気持ちや、女性というセクシュアリティに関する問題が表面に浮かび上がってきます。女性であることに対して最初に抱いた印象が悪かったり、自分のセクシュアリティを恐れていたりしたら、無茶食いをすることで恐怖心を抑え込んだり、ダイエットをすることで心配事から気をそらしたりするかもしれません。大人になるという潮の流れをどうにか止めようとするのは、自分の体との闘いや、人格上の欠点としか思えない、見たところ終わりのない体重の増減との闘い、そして「意志力」の欠如との闘いの始まりともなりかねません。

古代社会に、初経を迎えた女性が大人の女性に一歩近づいたことを祝う儀式やしきたりがあったように、現代社会にも同様の儀式やしきたりがあります。それは、ダイエットと呼ばれるものです。

乱れた食行動で苦しむ女性の多くが、生理前が一番無茶食いをしてしまう、と言います。生理前になると「悪い」食べ物がどうしても食べたくなったりして、コントロールできなくなると嘆くのです。

そして、彼女たちはこんなに気分がコロコロ変わる生理なんて来なければいいのに、と嘆きます。何らかの状況から引きこもってしまったり、過度に反応してしまったりします。発作的に激怒したり、イライラして泣き出してしまったりするのです。そして、こんなふうに感情をコントロールできないなんて、自分はどこかおかしいんだ、と思ってしまうのです。

私たちの暮らすこの現代社会は、長いこと自然界のリズムからかけ離れてしまっているため、この誤解を助長してしまいます。「一カ月のうちのこの時期」に感情や食行動をコントロールできないと言えば、当然のように、その人に何かしら問題があるに違いないと思われてしまいます。排卵時期にいつもと違う行動をしたり、違う感情を抱いたりしても、何か問題があるに違いない、と考えられてしまうのです。

そして、そういった「症状」には素晴らしい診断名がつけられています。ＰＭＳ（premenstrual syndrome）、すなわち、月経前症候群という一種の病気だというわけです。

このような文化的な態度により、女性たちは、体は感情や渇望を通して何を伝えようとしているのかと自問することもありません。何が起こっているのだろう、と自分の奥深い内面と向き合うこともありません。代わりに、ダイエットプランを狂わせ、突飛な行動をとらせただのと言って、生理を呪うのです。

女性たちがきちんと、自分の体は自然を基盤とした周期を反映している、と理解したらどうでしょう？　体内にある水分は、季節の移り変わりや潮の満ち干、そして月の満ち欠けと同じくらい正確なリズムに従っていることに気づくことでしょう。体が生まれ持つ英知を大切にできるようになると、体の声を聞き、批判するのではなく尊重し、体が必要としているものや心の奥底にある感情、そして私たち個人の内的なリズムに関する情報を運んできてくれる大切な使者として体を見られるようになります。

そうすれば、ＰＭＳのＳはsyndrome（症候群）のＳではなくsensitivity（感受性）のＳとなって、「月経前感受性（premenstrual sensitivity）」となり、幻想のベールがはがされて真実へのアクセスが最も容易な時期と見なされるようになるでしょう。一カ月を通して自分や他人についていた嘘は暴露され、もはや心の奥底で感じていた気持ちに逆らって行動することはできなくなるでしょう。つまり、（sensitivityの方の）ＰＭＳの時期というのは、体が子宮内膜をきれいにそぎ落として新しいサイクルの始まりを準備するように、感情の大掃除をし、正直さを復活させ、過去を清算して、新しく再出発する良い機会なのです。

生理前にいつもより多く食べていると感じたら、それは、身体的な空腹感によるものか、それとも心の飢えによるものかを見極めるために、自分の体によく耳を傾けなさいというシグナルだと認識してください。体のありとあらゆる感覚により注意深くなって、子宮の動きと身体的な空腹シグナルを取り違えないようにしなければならない時期なのです。高まった感受性を用いて、自分が感じている本当の気持ちに向き合ってください。

生理前に食欲が増し、生理中に減るというのは、月ごとの自然なリズムのひとつかもしれません。もしそうなら、生理中に少し体重が増え、生理が終わったら減る、ということもあるでしょう。一カ月を通して体重が増減するというのは、月の満ち欠けと同じで、ごく普通のことなのです。

何か強い感情を抱いたときに無茶食いをする習慣がついていたら、生理前にいつもより多く食べたとしても納得がいきます。生理前というのは、感情的に最も敏感になっている時期なのです。ですから、感情に逆らってそれを食べ物で押し込めようとするのではなく、この時期を、自分の感情により近づき、摂食障害症状の引き金となっている感情をより深く理解するチャンスだととらえてください。気分がひどく揺れたり、感情的になって過度に反応したりする傾向も、一カ月を通して押し殺してきた感情があることを知らせてくれるシグナルなのです。

食べ過ぎたりダイエットしたりするのではなく、一カ月を通してしっかりと感情を認識し、受け止め、はっきりと表現することで感情に対処できるようになると、生理前の感情の強烈さも落ち着いてくるでしょう。そしてそのうちに、いろいろなことに気づかせてくれる贈り物として、生理を歓迎できるようになるのです。

第14章 セクシュアリティ——女性らしさを大切にする

私は幼少時代をグアムで過ごしました。そこで耳にしたチャモロ族の伝説は私の想像力を刺激し、私はいつまでもその話に魅了されていたものです。この伝説を最初に話してくれたのは、私が生まれる前から私の家族と一緒に住んでいた、ドジャというチャモロ族のおばあさんでした。

昔々、シレナという少女が海のすぐ近くに住んでいました。彼女は天真爛漫で、歌をうたったり、川から海への境目で水遊びをしたりして過ごしていました。

大きくなるにつれてますます海が好きになった彼女は、退屈な日課からこっそり抜け出しては海へと飛び込み、波と戯れたり大好きな歌をうたって遊んだものです。これが気にくわなかったお母さんは、シレナに縫い物や料理、掃除や洗濯などを教えようとして、何度も何度も叱りつけました。「シレナ、あなたは海で遊びすぎよ。ちゃんと家事もしなさい。女の子ならできて当たり前のことをきちんと身に付けなさい」

しかし、お母さんが何と言おうと、シレナは気にも留めずに海を愛し続けました。ある日、激怒したお母さんが言いました。「お使いのときに海で泳いだりしたら絶対に許しません。まっすぐ家に帰ってきて、暗くなる前に家事を終わらせなさい」

シレナは決して悪い子ではありませんでしたし、親に対しても礼儀正しい娘でありたいと思っていました。ですから、その日お使いを終えたシレナはお母さんの言いつけに従い、家に向かって埃っぽい道を歩き始めました。けれど半分も行かないうちに、潮風の香りに誘われ、波と砂浜が奏でるさざめきが彼女を呼んでいるかのような気がしました。海で味わえる気持ちよさに思いが募り、気がつけば水の中にいて、時間を忘れて楽しんでいたのです。

シレナが夕暮れになってやっと家に帰ってくると、びしょ濡れの彼女を見てお母さんはたいそう腹を立てました。「ほんっとに使えない子だねぇ、お前は。無責任な子だ！　母親の言いつけを守らないなんて最低だ。そんなに海が好きなら、海にでもなっておしまい。魚にでもなって、残りの人生を存分に楽しむんだね！」

幸運なことに、シレナのおばあさんが近くでこのやりとりを聞いていました。おばあさんは、怒り狂っているときに呪いの言葉を言ってしまうと、本当に呪いがかかってしまうことを知っていましたので、すかさずこう言いました。「シレナは確かにお前の娘かもしれん。だがね、彼女の名前は私がつけたんだ。だから、お前の呪いにかかるのは、シレナの体の半分だけだ」

シレナは海だけが与えてくれる慰め欲しさに、泣きながら海まで走っていきました。そして水につかった瞬間、体が変わっていくのを感じました。なんと、下半身がオパールのようにきらきらと光る鱗で覆われてしまったのです。彼女の脚は、長い波形の魚の尾ひれのようで、先っぽは幅広くて優雅な扇形をしていました。シレナは、この新しいしっぽがあればとても簡単に泳ぎ回れると、わくわくしました。

それからというもの、シレナの家族が彼女を見かけることはありませんでした。ですが、海が穏やかで空気も澄んでいる日によく耳を傾けると、シレナの歌声が波音にのって聞こえてくる、という人もいました。あなたも運が良ければ、満月の夜に海辺を散歩していると、彼女が長い黒髪をとかしているのを見られるかもしれませんよ。

私は子どもの頃、このシレナの伝説の虜になっていました。けれど、この話が私のセクシュアリティにどれだけ強く語りかけていたのかを理解したのは、大人になってからでした。人魚は、人生という大海原や、感情やセクシュアリティの海で平和に暮らす、女性の原型イメージを表しています。人魚は、私たちが女性らしさの本質、体の持つ知恵、魂の天真爛漫さを肯定できるように、持って生まれたセクシュアリティや官能性の大切さを教えてくれます。人魚は、私たちの心の一番奥底にある直観的な気持ち、つまり私たちの表面的な人格の下にある野性的で自然のままの動物性とのつながりを象徴しています。人魚は女性の無意識という深海に潜ることもできるし、水面に上がってきて歌をうたい、自分の声を聞いてもらうこともできます。神秘的な性的衝動にも、人間らしく意識的な側面を見捨てることなく対応できるのです。

女性が天性の官能性とセクシュアリティを信頼し、意識的な欲求と無意識の衝動とのバランスを取って自分に正直であり続け、女性らしい体に誇りを持つことができると、その女性は人魚という女性の原型を体現することができます。しかし残念なことに、最近では人魚を見かけることはほとんどありません。少女が心に思い描く、魅惑的で神秘的で、ぼんやりとしたイメージの中でしか存在しないのです。

人魚でいられる女性、つまり、自分の体やセクシュアリティに心地よさを感じられる女性がほとんどいないのは、なぜなのでしょう？　なぜ私たちは自身の性的な本質を恐れたり、嫌悪したりしているのでしょう？　なぜ、最も女性らしい体の側面を否定するのでしょう？　人魚になりたいと夢見た少女はどこに行ってしまったのでしょう？

少女から女性へと変化し始めるとき、最初に学ぶことのひとつが、性的エネルギーの目覚めにどう対処するか、ということです。しかし現実には、私たちの多くはこの課題をこなす能力を備えていません。なぜなら、父権制的な立場で女性のセクシュアリティについて教える文化では、セクシュアリティは性欲と同一視され、女性は性の対象やトロフィーや獲物として表現されているからです。愛の役割や心の重要性にはほとんど関心が払われず、性行為の神聖さは完璧に無視されています。

性の目覚めを経験し始めるちょうどその頃、女の子たちは他人からの反応に困惑してしまうものです。女子の性的発達は男子よりも早く（九歳や十歳で生理が始まる子もいます）、見た目にも明らかです。膨らみ始めた胸はクラスメートの注目の的ですし、胸の大きさに夢中になっている社会からのメッセージは、思春期の女の子にとって、人生で一番の心の傷ともなりかねません。自分の目で見て経験することによって、セクシュアリティに関する**主観的な**見方を広げたり、自らの性的な本質を発見したりするための時間もプライバシーもありません。自分のセクシュアリティの本質を知ろうと、どんなに努力をしても、学校、家族、伝統的な宗教、政治、ラジオで流れる音楽、テレビ番組、映画、そして雑誌や本から発信される曖昧あるいは明確なメッセージに蝕まれてしまうのです。

こうしたメッセージは、女性の性的本質や神秘的な変化に対して、畏敬の念を抱いたり尊重したりすることを推奨するものではなく、自尊心を傷つけ、警戒心を抱かせ、新しい女性的な体型への恐怖心や羞恥心、そして嫌悪感を引き起こすようなメッセージです。

学校では、男子に「胸がぺったんこ」もしくは「胸がでかい」などとからかわれ、「尻がでかい」だの「腿が太い」だのと馬鹿にされます。男子は好き放題に体型を批判しますので、思春期を迎えた途端、突然自分の体型が細かい吟味の対象となったように感じてしまうのです。そして、人気というものは外見で決まるのだと思うようになってしまいます。

自分の性的本能にどう反応していいのか、困惑することもあるでしょう。セックスに積極的だと、男性は社会から「精力的だ」と持ち上げられる一方、女性は「ふしだら」とされて社会的地位が脅かされるというように、父権的な権力構造のダブルスタンダードに直面するからです。

このような社会に生きていると、人気者であることが何よりも大切なことに思え、自分の**欲望**ではなく、他人から**好かれること**を重視してしまいます。他人にどう見えるかが、自分の気持ちや自分が欲しいもの・欲しくないものよりも大切なこととなります。それゆえ、自分の欲望を満たすことや、性的欲求に対応することは、自分の人気を下げてしまうと考えるのです。

メディアは、きれいな女の子や女性はどうあるべきかのイメージを浸透させ、社会から認められるたったひとつの体型（胸は大きく、腰と太ももは細く、平なお腹）を規定しています。そしてそれは、より好かれるためにはどうしたらいいのかと必死になっている女性たちに多大な影響を与えかねません。外界に転がっている情報をもとにセクシュアリティについて学ぼうとすると、雑誌やテレビ、映画産業の掲げる、女性のセクシュアリティはこう**見える**べきという歪んだイメージに簡単に影響されてしまいます。しかし、そのイメージは、女性のセクシュアリティが実際にどう**感じられる**かということとは全くかけ離れているのです。

家庭では、思春期に入ったばかりの女の子が、両親がまだ解決できていない、女性のセクシュアリティに関する問題に直面することがよくあります。もし父親が女性のセクシュアリティが秘める力を恐れていたら、娘の体の特定の一部や体重をけなすかもしれません。もし女性のことを所有物としてとらえている人なら、過保護になって、少しでも娘に好意を抱いている男の子がいれば敵視するかもしれません。そして、自分のセクシュアリティに不安を感じている父親なら、身体的な愛情表現を求めてしまうかもしれません。自分のアイデンティティや力に不安を感じている男兄弟は、姉妹の外見をあざけったり、自尊心を失わせるような言葉を浴びせたりして、特に残酷になる可能性があります。家族の中の男性たちが、彼女の表面に現れつつあるセクシュアリティを不快に感じているのだと察知すると、思春期の女の子は、変化していく自分の体を否定してしまうかもしれません。拒絶感や自信喪失を麻痺させようとして、あるいは他人から受け入れられないことで感じる痛みを和らげようとして、食べ物を使うようになるかもしれません。

自分の娘の若さと魅力的な体に妬みを感じ、娘が思春期に入って自分のセクシュアリティを見出し始めると、批判的になったり競争的になったりする母親もいます。無茶食いや拒食は、このような状況に置かれた娘たちにとって、困惑や仲たがい、そして怒りから気をそらすための方法になり得ます。娘たちがこの新しい人生のステージになじめるように手助けをしようという母親もいますが、そういった母親たちも、娘のセクシュアリティに関連する危険性や、性的虐待、レイプ、近親相姦、性病、望まない妊娠の汚名と負担など、父権制社会で生きる女性として経験上よく知っている危険性にだけ反応してしまいます。そのため、母親の感じている恐怖が（男はあるひとつのことしか望んでいない、というような）男性のセクシュアリティに関する発言や、露出の多い服に対する怒り、そして性に関する話になると沈黙したり身ぶり手ぶりがぎこちなくなったり、という形で娘へと伝わってしまうのです。もし、母親自身がダイエットや無茶食いによって自分のセクシュアリティを拒絶していたら、これは女性としての自分を明確にしなければならないと感じている娘たちにとって、対処スキルのモデルとなってしまいます。

母親からどんなメッセージを受け取っていたとしても、思春期の女の子はすぐに自分自身で、相手が見知らぬ人でも親戚でも友達でも、望まないのに性的な注目を浴びたり、男の子や男性かからしつこく言い寄られたりすることから自分を守らなければいけないということに気づきます。たいてい、この気づきは、他人との境界線を引くために必要な自己主張のスキルが身に付く前に起こります。それゆえ、自分のセクシュアリティを保護し、隠すために、食べ物や脂肪に頼るようになってしまうかもしれません。もしくは、誰も注目せず何の問題もなかった、女の子らしい子どもの体型を取り戻すためにダイエットを始めて、カロリー計算をするようになるかもしれません。

私たちの文化では、女性としての立場を見出そうとする葛藤の中で、セクシュアリティや宇宙の自然力との神秘的なつながりに対する驚嘆の念、生命をつくり出して維持する素晴らしい体の力、感覚的な欲求の大切さはすべて、意識から追い出されてしまいます。

大人になったばかりの頃、つまり女の子たちが異性と意味のある関係を築こうとする頃には、彼女たちはすでに自らのセクシュアリティが有する美からかけ離れてしまっています。自分のことを魅力的ではないと見なしているため、セクシュアリティに何の権限も与えていないのです。彼女たちは、細く、裸同然の女性モデルたちがオーガズムのエクスタシーに浸っている姿（のけぞり、口が開き、目は半開き）を使って、バイクやローション、食品まで、何でも売るメディアに自分の信念を支えてもらおうとします。他に出回っている性的なイメージはありませんので、視聴者は、これこそが女性の美とセクシュアリティのあるべき姿だというメッセージを受け取ってしまうのです。そして、自分の美とセクシュアリティの力を感じるためには、メディアに取り上げられるモデルのように見えなければならないと思ってしまいます。美しさがセクシュアリティから来ることを理解できず、セクシュアリティが「美しく」あることから生まれるという神話を信じ込んでしまうのです。

そして、手に入らないものを手に入れようとしてしまいます。つまり、不自然に痩せてしまえば、性的な欲求を捨て去り、自分の最も女性らしい部分への愛情を捨て去ることにもなると気づかずに、生まれ持った自然な体型よりも痩せようとしてしまうのです。

多くの女性が、性的な感情を恥じていたり、怖がったりしています。乱れた食行動で苦しむ女性は、かつて経験した性行為に罪悪感を抱いている、ということがよくあります。この場合、子どもの頃に強要された性的経験のことで自分を責めたり、思春期には禁じられていた性的な快感を味わうために「身を任せてしまった」ことで、自分を強く非難していたりする可能性があります。伝統的な信念から、官能的、性的な女性はダメだ、セクシュアリティは罪深いものだ、と教えられてきたからです。

克服の過程で必要なのが、生まれ持ったセクシュアリティの美から切り離される原因となった出来事を思い出し、その経験をきっかけに否定するようになってしまった側面を取り戻すという作業です。たとえば、ある女性にとっての第一歩は、若い頃に猫に体をこすりつけてした自慰行為や、他の子と一緒に体を触り合ったこと、そして官能性を満たすために性本能に反応したことで感じた羞恥心を思い出すことかもしれません。また、ある女性にとっては、実の父親、兄弟、おじ、もしくは従兄弟との性行為という辛い経験や、男友達に言い寄られたときに、相手の気分を損ねたり「大騒ぎ」したりすることを恐れてNOと言えなかった経験を思い出すことかもしれません。執拗に言い寄られているときにNOと言えないように感じているなら、女性としてのセクシュアリティにYES！と言うことはできません。別の女性は、自分は愛されていて、魅力的で、望まれていると感じるために、男性の性欲を刺激して満たすためにした乱交の経験を思い出すかもしれません。女性としてのセクシュアリティを取り戻すためには、**自分のニーズ**、**自分の**欲望に集中し、満たされたいと感じていることに罪悪感を抱いたり自己中心的だと感じたりしないようにしなければなりません。

乱れた食行動で苦しむ多くの女性が、性的快感を持つことに苦労します。一日中他人を気遣ったりと、何かを与えたりすることに集中すればするほど、食べ物への執着が起こり、女性としての自分に気づけなくなるのです。また、彼女たちは性本能よりも、日々の実務を優先する傾向にあります。それゆえに、自分たちの官能性をすっかり忘れてしまっているし（だからパートナーに知らせることもできません）、性的欲求を**感じる**ためには徐々に性的緊張を積み上げていく必要があるということにも気づきません。こうして、性的快感を得るのではなく、与えることばかりに集中することになり、パートナーとのセックスも、また別の課題、責務となってしまうのです。

性的快感は、単に性的緊張を解放することよりも、むしろ性的興奮の延長線上で味わうものだということをあまりよく理解していない女性は、責務から離れて性的な興奮状態になるのに必要な時間を自分自身に与える（もしくは相手にお願いする）ことができません。自分の性欲が増すまでにどれほどの渇望が起こるのかをわかっていないため、性的な飢えを食べ物への飢えだと勘違いしてしまうのです。

妊娠すると、食べ物やボディイメージ、そしてセクシュアリティに関してまだ解決されずに残っている問題が大きくなってしまいます。思春期の頃に体の変化をなかなか認められなかった女性は、新たな生命が成長するにつれて突き出てくるお腹の美しさを、なかなか素直に喜べないでしょう。まだ心の準備ができないままに女性の体になってしまった人は、妊娠という形でまたしても、自分のことは制御不能だという気持ちが出てきてしまうかもしれません。食欲や感情を抑え込もうと必死に生きてきた人は、妊娠によって増した食欲や、感情の敏感さがとても危険なサインのように思えてしまうかもしれません。しかし、妊娠中は体の感覚が最も研ぎ澄まされるときであり、いつ食べ始めていつやめるのかといった身体的な空腹のシグナルや、**何を**食べるべきかといった微妙なことまで教えてくれる、とても良い機会だととらえる必要があります。

妊娠することで、自分が聖母マリアや女神の化身かもしれないと一瞬でも思えたとしても、そのイメージは、ふっくらした頬、なくなっていくウエスト、大きな太もも、膨れたお腹を見て抱く、太ることや体型が崩れることへの恐怖によってあっという間に消え去ってしまいます。食べ物や痩せること、ダイエットに集中すること以外に恐怖を乗り越える方法を知らなければ、執着に負けてしまい、体の英知を正しく認識して尊重することはできません。女性としてのセクシュアリティを、生まれながらに持つ自然とのつながり、そして生命の創造という、その最も大切な力の表れとして見ることができなくなるのです。

私たちの文化では、母親になったばかりの女性へのサポートや気配りがあまり見られません。これは、女性のセクシュアリティと母性は、両方とも「女性」という枠組みに入れられているからです。周囲の人は出産後に、いかに出産前の体型を維持しているかを基準に女性を褒めます。良くないボディイメージを持っていた女性にとっては、これが妊娠において一番大変なことかもしれません。妊娠前に着ていた服はもう着られないけれど、マタニティ服を着ることももう許されないような気がするからです。もしセクシュアルであるためには痩せていなければならないと信じていたら、夫にもはや愛されていないと感じたり、疎遠になったと感じたりするかもしれません。もし自信や自分には力があるという感覚が、痩せていることで保たれていたなら、うつ状態に陥るかもしれません。今すぐに体重を落とすために運動しなければならないと感じながらも、疲れきっていたり、子育ての忙しさから運動する元気もなかったりするでしょう。うつを乗りきるために食べ物で感情を麻痺させていた経験があるなら、自己嫌悪感に対処するために、そして次には食行動への嫌な気持ちに対処するために、また無茶食いのサイクルに陥ってしまうかもしれません。他人の世話をするばかりで自分をおろそかにし続けると、食べることで自分の心の飢えや性的な飢えを満たそうとすることになります。

性的な欲求不満を感じた女性が、チョコレートのような特定の食べ物でそれを満たそうとするのもよくあることです。自分のセクシュアリティに対して抱いている感情と似たような感情をチョコレートから得られることに気づくと、セックスの代わりにチョコレートを食べるようになります。快感を食べる(得る)価値のない人間だと思ってしまっている女性にとって、両方とも「罪深い」くらいに美味しく、禁じられたものであり、官能的ではあっても、不必要なもので、自分にとってよくないものなのです。

セクシュアリティとのつながりを長いこと失っていた女性は、この女性らしさの最も深いところとのつながりに飢えています。完全に満たされている状態をただただ切望します。そして、もはや本当のところは何に飢えているのかわからないために、それを食べ物への飢えだと勘違いするのです。

真の性的な本質を取り戻すには、自分の体、直観、そして感情によく耳を傾けなければなりません。セクシュアリティを明確するために外の世界を見てしまうと、自分を性的な対象物として見たり、失望の念を抱いたり、他人の基準に達していない自分を批判してしまったりするリスクを冒すことになります。セクシュアリティは、個人的で主観的な観点から探究する価値のあるものだと認識できれば、女性のセクシュアリティはこうあるべき、という父権的で歪んだ想定から解放されるのです。

あなたのセクシュアリティに関する一番古い記憶はどんなものですか？　母親、父親、兄弟姉妹から、どんなメッセージを受け取りましたか？　思春期の頃、学校でどんな経験をしましたか？　何に興味を持ちましたか？　恐怖心を抱いたことは？　女性のセクシュアリティに関して受け取った、明確もしくは曖昧なメッセージは何でしたか？　女性としてのセクシュアリティの本質から距離を置くようになったきっかけは何でしたか？　性欲を満たすため、もしくは押し殺すためにどのように食べ物を使いましたか？　自分のセクシュアリティを楽しまないようにするために、体型への批判や執着をどのように使いましたか？

自分のセクシュアリティを探究し始めると、それが文化から受け取ったイメージとは似ても似つかないことに気づくはずです。セックスという行為はセクシュアリティのごく一部でしかない、ということにも気づくでしょう。セクシュアリティが自然と親密につながっていて、満月、バラの香り、太陽、そして海の波音で刺激されると気づく人もいます。一方で、じっとしているときや静かな時間にセクシュアリティを感じたり、あるメロディやビート、リズムに刺激されるという人たちもいます。ポルノ写真に興奮する人もいれば、それを見て自尊心が傷つく人もいます。誰かとのつながりを感じたい、コミュニケーションをとりたいという欲望からセクシュアリティを感じる人がほとんどですが、性的な快感や満足を得たりするのにパートナーはいらない、という人もいます。

セクシュアリティを探究すると、自然との周期に気づくことがよくあります。セクシュアリティは常に安定した波のないエネルギーではなく、満ちては引く潮のようなものです。性的に一番刺激されやすいのは、生理周期中のある時期かもしれませんし、一日のうちの一定の時間だったり、特定の季節かもしれません。セクシュアリティを周期としてとらえることができると、引きの時期を、もはや性的ではないサインとしてではなく、新しいサイクルへの移行期間として正確にとらえることができます。

真の性的な本質を取り戻すには、私たち全員に性的表現を行う権利があるということを理解しなければなりません。それは人間であることの一部です。性的になるために特定の容姿をしていたり、特定の行動をしたりしなければならないということはありません。

性的な欲望を自由に感じるということは、必ずしもそれを自由奔放に表してよいということではありません。結果を考えずに衝動的に行動するのではなく、どうやって自分のセクシュアリティを表現するかを慎重に考え、責任をもって行動するのです。生まれ持った創造的な生命力として、セクシュアリティと再びつながることができれば、ダンス、詩、アート、音楽など、さまざまな形でそれを創造的に表現できることに気づくはずです。女性としてのセクシュアリティを大切にすることで、ありとあらゆる感覚を研ぎ澄ますことができ、今という時間に十分に存在することができ、自分自身にとっての真実を経験し、自分は完全であると感じることができます。女性としてセクシュアルであるということは、生きているということなのです。

第15章

下降

――影と直面するということ

食べ物と体重への執着から解放されたいと願う女性は、複雑に絡まり合った思考、感情、そして欲望の迷宮を進んでいくと、いずれ自分自身の中心部へたどり着きます。そこで、完全なる克服を達成するには、自分という人間の奥深くまで下りていき、隠しておきたいような自分自身も含め、ありとあらゆる側面に立ち向かう意欲が必要だと気づくのです。

これは古くから伝わるシュメール神話です。イナンナという天国と地上の女神がいたのですが、あるとき、彼女は自分の力が弱まっていて、また力を補充する時期が来ていると感じていました。イナンナは、力を補充するには冥界に下りていかなければならないことを知っていました。しかしそこは、死者の国の女神である彼女の意地悪なお姉さん、エレシュキガルが統治していましたので、イナンナの民は彼女が冥界に下りるのをよく思っていませんでした。しかし、イナンナは行くと言ってきかず、お付きの者に計画を立てさせ、彼女が留守にする三日間の仕事を手伝ってくれる者を呼ぶように言いつけました。

イナンナは天国の女神だとはいえ、エレシュキガルは特別扱いすることなく、一般人と同じように七つの門を通って来るように命令しました。門を通るたびに身に付けていた見事な衣装を一枚ずつはぎとられ、門番に通る許可をもらわなければなりませんでした。死者の国に真っ裸でたどり着いたイナンナは、七人の門番から死の視線を浴び、エレシュキガルはイナンナを殺して釘で死体をぶらさげました。

三日経ってもイナンナが戻らないので、お付きの者は救出計画を実行することにしました。しかし、イナンナの両親は冥界に逆らいたくないと協力してくれませんでした。そこで、お付きの者はエンキという水と知恵の神に助けを求めました。エンキはオスでもメスでもない、共感する才能を持った生き物を二匹送り出しました。その小さな生き物たちは生命の糧となる食べ物と水を持って、誰にも気づかれることなく門をくぐり抜けていきました。

生き物たちがエレシュキガルを見たとき、彼女は夫を亡くして悲しんでいました。そこで彼らは彼女のそばに座って、一緒に悲しんであげました。エレシュキガルは（今まで思いやりをもって接してもらったことがなかったので）生き物たちにたいそう感動し、感謝の気持ちでいっぱいになり、彼らの望み通り、イナンナの死体をあげました。そして生き物たちはイナンナに生命の食べ物と水を与えて生き返らせ、力がいっぱいに補充されたイナンナは自分の世界へ戻っていきましたとさ。

マフィンを次から次へと狂ったように口の中に詰め込んだり、カロリー計算なしにはガムひとつかめなかったり、過食嘔吐をやめられなかったり、冷蔵庫にあるケーキを一ホール丸ごと食べたいという誘惑に負けそうになったりすると、自分は弱く、制御不能だと感じるものです。イナンナのように、自分の力が弱まったように感じるのです。そしてこれまたイナンナのように、冥界に下り、新たな力を取り戻す必要があるのです。

しかし、乱れた食行動に悩む女性たちは長い間この冥界、つまり心の闇への旅を恐れてきました。旅で何か嫌なことを発見してしまうのではないかと恐れているのです。そして、見て見ぬふりをしたり、自分の一番奥深くにある、重大な秘密が眠っている心の闇の大切さを否定したりすることで、この恐れに対処してきました。冥界はずっとその不可思議な存在に気づいてもらおうとしていましたが、本人たちは、食べたり、体重に集中したり、ランニングしたりして、頑なに気づかないふりをしてきました。自分の中のあらゆる側面を持ち合わせる影の姉妹に直面しないようにするためなら、何でもしました。心の闇に住むこの影の姉妹のことを、女性たちは今までずっと否定し、押し殺し続けてきたのです。しかし、無視しようとすればするほど影の力は増し、結局は、執着や依存という形で人生を乗っ取ってしまうことに気がつきます。食べることに依存し、体重に執着し、強迫的にランニングをするようになるのです。

しかし、コントロールを賭けた終わりなき闘いに疲れ果て、消耗しきった女性たちは、誰も自分を治すことはできない、奇跡を起こす薬も魔法のようなダイエットもないと気づきます。そしてやっと、唯一の解決方法は、自分の内面に向き合い、心の闇を探究し、今まで隠していた自分自身に直面し、なぜ食べ物を使ってしまうのかを理解することにあると気づくのです。最初は、奥底に埋め込んで見えないようにしていた悪魔のような自分の側面にめちゃくちゃにされるのではないかと恐れるものです。しかし、解放されたい一心で、いずれ心の闇へと下りていき恐怖に向き合う勇気を見つけることができるのです。

彼女たちもイナンナのように、旅を続けるには、服、つまり、こうある**べき**だとして外の世界に見せている自分を脱ぎ捨てなければならないことに気づきます。こうして、長いこと隠してきた感情や欲望を自分自身に対してさらけ出すのですが、「私はわがますぎる……私は敏感すぎる……本当の私なんて誰も好いてくれない……」と、自己批判の波に呑み込まれそうになってしまいます。しかし、こうあるべき、という文化や社会からの期待を脱ぎ捨てることができてはじめて、ありのままの無防備な状態になり、自分の本当の姿、真実に直面する準備ができた状態で、自分自身の中心へたどり着けるのです。

影の姉妹、エレシュキガルに会うことで、女性たちは今まで無視してきた自身の心の闇に直面します。影の姉妹に会って、その目や顔を見るのは怖いかもしれませんが、彼女こそが食べ物との歪んだ関係の根底にある問題を明らかにしてくれるので、避けては通れない作業です。彼女は、奥深くに眠っている重大な秘密の番人のような存在ですから。苦しんでいることや、十分でないこと、頭が良くないこと、かわいさが足りないこと、セクシュアルであること、他人とは違うこと、そして女性であることで抱いている恥の気持ちについて、たくさんのことを教えてくれるのです。

乱れた食行動で苦しむ女性たちの中には、必死で気づかないようにしている、恥ずかしく思う秘密を抱えている人もいます。ある人は、自分の子ども時代を思い出せないほど、母親のアルコール依存を恥ずかしく思っているかもしれません。子ども時代に十分な注目や愛情を受けてこなかった人は、自分を欲深いと恥じているかもしれません。そして、いまだに屈辱感を抱くような、身体的虐待や精神的虐待に苦しんだ過去を持っている人もいるかもしれません。しかし、このような記憶や経験を完全に無視することはできません。無視しようとしても、それはただ影へと追いやられるだけです。そして表面に出てくるときはいつも、食べ物への執着、秘密の過食、制御不能のダイエットといったような、歪んだ、有害な形で出てきてしまうのです。

自分から意識して、慎重にゆっくりと影の姉妹に会いに行くようにすれば、破壊的で想定外のあちらからの訪問に怯える必要がなくなります。そして、姉妹の声に耳を傾け、彼女の苦しみを理解してあげられると、注目を浴びるために彼女が攻撃してくることもなくなります。

私たちの文化では、何世紀にもわたって女性のセクシュアリティの真の美と力を冥界へ追いやってきました。それは風刺や推論という形でしか話されず、乱れた食行動で苦しむ多くの女性たちは、本当は焦点を当てなければならない自分のセクシュアリティを隠してこなければならなかったのです。子ども時代の性的な探究の記憶や十代の頃の乱交の記憶も、表面に出てきて認知され、自分の成長過程として受け入れられる必要があるかもしれません。太っていると笑われ、色目の対象となってからかわれ、性差別のあざけりの対象となってきたという、今まで小声でしか話されてこなかった、女性らしい体を持っているがゆえの経験も、きちんと認知されなければなりません。ある女性にとっては、弟の友達が彼女のことを笑いながら「愛撫」し、彼女の苦痛を笑い飛ばしたことについて話せるようになることが、克服のプロセスでは重要なことでした。尊敬していた教授が言い寄ってきたことを話せることができてやっと、過食嘔吐をやめられた人もいます。そしてある女性は、信用していた男友達に酒に酔わされ、処女を奪われたことを話してはじめて、食べ物への執着を手放すことができました。秘密を抱えていたことで味わっていた屈辱感や自己批判から解放されるために、性的ないたずらや、レイプ、そして近親相姦について話さなければならなかった女性はたくさんいます。

自分の一番深いところ、つまり心の闇まで行くと、私たちの多くが今まで無視しようとしてきた痛みや苦しみに遭遇します。父権的な文化では、ストイックに痛みを隠し通すことが求められます。心の痛みを話そうとすると、「自分を哀れんでいる」として繰り返し批判されてきました。そのため自分の痛みを否定し、いつでも「大丈夫」と言うようになってしまったのです。全体性に向かう旅路で自分自身の中心を見つけると、見捨てられたことや孤独を感じていたこと、価値のない人間のように感じたり場違いなように感じたりしたこと、今まで無視していた夢や失ってしまったチャンス、身体的もしくは精神的虐待、愛する人の死、失敗に終わった結婚、女性らしさを大事にしない世界で女性として生きることの辛さなど､奥底に眠っていた痛みに遭遇します。

長い間食べ物で傷口を覆ってきた女性が初めて影の姉妹と対面すると、のけ者扱いされていた自分の側面が感じる悲しみに打ちのめされそうになるものです。涙があふれてきたら、すぐにダイエットや運動、食べ物のことを考えて気をそらすのではなく、自然に任せて涙を流すということを学ばなければなりません。冥界では、痛みに対する冷淡さはありませんし、傷口を無視して不死身でいなければならないという期待もありません。暗闇では苦しむことが尊重されているのです。痛みに苦しむことも許されています。

自分自身の内面へと下りていくことは、ある意味、死を意味します。というのも、生まれ変わるためには古い「自分」は死ななければならないからです。犠牲者であるという自分のイメージも死ななければなりません。間違っている、傷ものである、価値がない、魅力的ではない、無能であるといった見方も死ななければなりません。自分の苦しみに対する無情な冷淡さも死ななければなりません。

暗闇で女性は生まれ変わります。破壊する力を持つ影の姉妹は、同時に変化ややり直しの力も持つのです。言い訳や否認をせずにありのままの姿で姉妹に会ってはじめて、過去に向き合い、何がどうして起こったのかを理解し、教訓を得て真実に気づくことができます。内なる英知を得ることで、食べ物や他の人、そして自分自身と全く新しい関係を築くこともできるのです。

最終的に自分を救ってくれるのは、自分自身への共感、つまり自分の感情やニーズを知性と理解をもって見る能力です。そして、深い癒しが起こるように、痛みをゆっくりと切り抜ける助けとなってくれるのは、痛みと「一緒にいる」ことができる力です。共感することで、自分の置かれている状況を自分や他人のせいにすることなく、そして自分の傷を否定することもなく、子ども時代と乱れた食行動とのつながりを認識できるようになるのです。

エレシュキガルは、自分の声や気持ちを聞いてもらえたことで、生き物たちがイナンナに生命の食べ物と水で栄養を与え、彼女を生き返らせることを許しました。同様に、私たちも影の姉妹の声を思いやりと理解をもって聞くことができてはじめて、人生で渇望している本当の糧を得ることができるのです。

乱れた食行動を克服するには、生まれ変わる前にまず心の闇を受け入れなければなりません。拒否されて失われてしまった自分の一部を修復し、忘れると決めた経験や否認してきた感情を今一度取り戻し、自分自身の全体性の一部として統合しなければなりません。このような全体であることこそが女性を強くし、生まれ変わるチャンスを約束してくれるのです。

第16章 自己主張
——自分に正直であるということ

昔々、ある女性に対してとんでもない罪を犯した騎士がいました。そのために彼は逮捕され、判決を下す王様のところに連れてこられました。「お前の犯した罪はあまりにもひどすぎる。犠牲となった女性に刑罰を決めてもらうのが筋だろう」と王様は言いました。そしてその女性を呼び、騎士にはどんな罰を与えるべきか尋ねました。「難問を与えるべきだと思います。それを一年以内に解けなければ、死刑を望みます」と女性。

「その難問というのは何だね?」。王様は聞きました。

「それは、『女性が最も欲しがっているものは何か』という問いです」と女性。

王様は騎士に言いました。「それでは、きっかり一年後にこの問題への答えを持って戻ってきなさい。答えが間違っていたら、お前は死ぬことになる」

騎士はというと、馬鹿げた問題が出されただけでいとも簡単に釈放されたことに満足し、庭を通って意気揚々と帰っていきました。するとあまり遠くへ行かないうちに、美しい女性が向こうから歩いてきました。彼はとびっきりの笑顔で女性に近づき、「すみません、お嬢様。女性が一番欲しいものとは何か、教えていただけませんか？」と尋ねました。

彼女はうなずき、恥ずかしそうに彼を見て言いました。「恋人よ。恋人が女性の一番欲しいものよ」

騎士はお礼を言って先へ進みました。それから、中年の女性が赤ん坊を腕に抱え、四人の小さな子どもをスカートにつかまらせて歩いてくるのを見ると、近づいて言いました。「すみません、ご婦人。女性が一番欲しいものとは何か、教えていただけませんか？」

彼女は、「平和よ！」と叫びました。「平和が女性が一番欲しいものだわ」

騎士はお礼を言い、また先へ進みました。

するとすぐに、杖をついて足を引きずりながら歩いてくる老婦人に出会い、また礼儀正しく尋ねました。「すみません、奥様。女性が一番欲しいものとは何か、教えていただけませんか？」

老婦人は、「そんなの簡単さ。健康が一番女性の欲しがるものじゃよ」と何のためらいもなく答えました。

騎士はお礼を言って先へ進みましたが、心配になってきました。「今まで三人の女性に聞いたけど、皆違う答えを言ってたな。思ったほど簡単な問題じゃないのかもしれない」。そして手帳を買って、答えを書き留めることにしました。

たくさんの街や村々、田舎を旅し、女性に出会うたびに同じ質問をし、答えを書き留めました。数日が数週間になり、数週間が数カ月になり、数カ月が……いや、頭を抱え込んで道の端に座っている自分に気づいたとき、かろうじてまだ一年は経っていませんでした。

騎士は、「あと一日で一年経ってしまうのか」と絶望に打ちひしがれていました。「何千人もの女性に聞いたけど、皆違う答えだったなぁ。これじゃあ最初にこの問題を出されたときから何も進展していない。明日とうとう俺は死んでしまうんだ！」

ちょうどそのとき、誰かの声がしました。「すみません。何かお困りですか？」

彼が顔を上げると、そこには見たこともないほど醜い生き物が立っていました。頭は大きすぎ、目も不釣り合いに大きく、鼻は長くつんとしていました。唇は薄く、歯はとがった木片のようでした。髪の毛はネズミのしっぽのように肩にかかり、皮膚は死んだ魚のお腹のようでした。

「なぜ嘆いているんですか?」とその女性。

「いやね」と騎士。「明日までに解かないといけない難問を与えられていて、正しく答えられないと俺は殺されてしまうんですよ」

「どんな問題ですか?」と彼女。

「『女性が最も欲しがっているものは何か』という問いなんです」と騎士。

「あぁ、その答えなら知ってるわ。もし私と結婚してくれるなら、教えてあげましょう」

騎士は女性の出した条件に一瞬たじろぎましたが、「質問に答えられなかったら明日死んでしまうんだ。この醜い女と暮らす方が、死ぬよりよっぽどましだ」と考え直し、彼女との結婚に同意して質問の答えを待ちました。

「答えはこれよ。女性が一番欲しいものは、主権。一生を通して、自分の歩む道を自分でつくっていく権利よ」

それを聞いた騎士は、今まで聞いてきたさまざまな答えを思い浮かべ、「それだ!」と叫びました。「主権なら、今まで聞いてきたことがすべて当てはまる。答えは主権だ!」

そうして騎士は嬉しそうに、一年前に判決を受けた街へと戻っていきました。そして翌日、王様と以前に傷つけた女性に会いに行きました。

「さてと」と王様。「質問の答えを持ってきたのかね?」

「はい、陛下」と騎士は答えます。

「答えは主権。つまり、一生を通して、自分の歩む道を自分でつくる権利です」

王は隣に立っていた女性の方を向いて尋ねました。「合っているかね？」

「はい、正解です、陛下」と女性。

「さぁ、それならお前は自由の身だ。行ってよいぞ」と王様。

騎士は安堵と新たな自由を手に入れた嬉しさのあまり、庭を飛び回りたいくらいでした。けれど彼は約束を守り、醜い女性と出会ったところに戻りました。そして約束通り結婚し、初めて一緒に夜を過ごすために小さな宿に行きました。宿に着くと、醜い女性は新婚夫婦用のスイートルームへと上がり、騎士はというと、すぐにパブへ出かけてしまいました。

何時間も経ち、パブのオーナーに店を閉めるから帰ってくれと言われた騎士は、いやいやながらゆっくりと狭い階段を上り、新婦の待っている部屋へと向かいました。

部屋にたどり着くとゆっくりとドアを開け、中を見つめました。するとそこには大きなベッドがあり、新婦が髪の毛を枕中に広げて横になっていました。騎士はおそるおそる部屋の中を進んでいきました。

すると新婦が、「さぁ、ここへ来て、あなた」とベッドをパタパタと叩きながら言いました。

騎士はベッドの一番端に座り、ブーツをゆっくりと片方ずつ脱ぎました。ズボンとシャツも脱ぎ、真っ裸になり、シーツの間にもぐりこみました。板のように固まり、腕を体の横にぴったりとくっつけ、まっすぐに天井を向いたまま彼女の隣に寝転がりました。

するとと新婦が、「あなた、今日は私たちの初夜よ。キスしてちょうだい」とお願いしてきました。騎士は顔をしかめ、唇をすぼめて目を閉じ、おそるおそる彼女にキスをしました。ところが、頬にキスをしても死んだ魚のお腹のような感じはしませんでした。騎士はたいそう驚きました。目を開けると、なんとそこには今まで見たこともないほど美しい女性がいたのです！

騎士は口を開くとついうっかり、「あなたはいったい誰ですか？　ここで何をしているんですか？」と口走ってしまいました。

「私はあなたの奥さんよ」と彼女。「私は魔法にかけられていて、あなたが結婚してキスをしてくれたから魔法がとけたのよ。というより……」彼女は続けます。「呪いの一部をといてくれた、と言った方が正確ね。あとは、昼間美しく夜醜くなるか、昼間醜く夜美しくなるかを決めないといけないの」

「そんなの簡単だね」と騎士はすぐに答えました、「昼間美しく夜醜い方がいいに決まってる」

「ということは、あなたが毎晩私の隣で寝る頃には、醜い姿になっているのよ」と彼女。

騎士は、「あぁそうか」と思わずぞっとして息を呑みました。「じゃあ昼間醜く夜美しい方がいいな」

「ということは、一緒に街中を歩くとき、人々は醜い私に怯えて逃げていくだろうし、子どもたちは石を投げつけてあざ笑うわよ」

「それもよくないな」と騎士。彼はこの新しい難問に頭を抱えてしまいました。少し考えて、彼は口を開きました。「いいかい、これは僕の決めることじゃないと思うんだ。結局、どんな決断をしても、その結果とともに生きていかなきゃいけないのは君だからね」

「あぁ」と美しい女性。「たった今、あなたは私のふたつ目の呪いをといてくれたわ。女性が最も欲しいものは主権、つまり自分の人生で歩く道を自分でつくる権利よ。私の選択なんだから、昼に美しく、そして夜も美しくあることを選ぶわ！」

自分の人生で歩いていく道を自分でつくるためには、欲しいものにはYES、欲しくないものにはNOと言い、自分で物事を選択できなければなりません。選択の自由なしには、他人に利用されているためにいつも不機嫌で怒りっぽかったり、お返し以上に自分が与えていることに憤慨して相手を非難してしまったりと、他人に対して「醜い」接し方をしかねません。

主権を手に入れるということは、すべての女性の幸福にとって必要不可欠ですが、食べ物や太ること、ダイエットで苦しんでいる人たちにとっては特に大切です。乱れた食行動で苦しむ女性たちは、どうしようもなく無力で希望も持てないという呪いにかかっているからです。そしてこの呪いは絶対に解かれなければなりません。呪いから解放されるためには、欲しいものを選び、自分にとって正しくないものは拒否するという、生まれ持った権利をはっきりと主張できるようになる必要があるのです。

自己主張は、人生での主権を握るためには必要不可欠なツールです。はっきりと自分の意見を述べられるようになる過程で、自分らしさや、自分は何が欲しいのかを表現する術を学びます。受け身になって自分のニーズを無視したり、攻撃的になって他人のニーズに無関心になったりせずに、意志を伝える方法を学ぶのです。

受け身のコミュニケーションをしている人は、NOと言いたいことにYESと言い、YESと言いたいことにNOと言ってしまいます。大丈夫でないときに大丈夫なふりをします。その結果、歩いている人生は自分のものではなく、自分の人生を生き抜くことで得られるギフトも受け取れません。自分の感じたことや欲しいものに基づいた選択ではなく、他人のニーズや欲望に基づいた選択をしてしまいます。魂は粗末にされ、本当の自分、つまり自分らしさも弱まってしまいます。奥深くにある自分自身とのつながりを失うと、外面、つまり最も表面的な自分しか知ることができません。本当の自分を知ることができず、それを外の世界に見せることもありません。その代わり、自分の外見、つまり他人の目に自分がどう映っているかばかりに気が向いてしまいます。自尊心や自主性、自信といった自己の感覚を犠牲にしてまでも、いつも「親切」で感じが良く、好意的で愛想の良い人であろうとします。

相手を不機嫌にしたくないために、すぐに「大したことありません」「構いませんよ」「気にしていません」「あなたが決めていいわよ」といった返事をします。すると、いずれは自分の考えることや感じることは本当に大したことがない、そして自分という人間も重要ではないと信じるようになってしまいます。自分をそのように納得させるだけでなく、周囲の人にまで、自分の考えや気持ちは何の価値もないと思い込ませてしまいます。このように自尊心を傷つけてしまうと、他人が同じような扱いをするようになるのもあっという間です。そして周囲の人たちにこちらのニーズを無視され、粗末な扱いを受けるようになると、我慢強さが仇となり、むしろそのようなひどい扱いを助長してしまいます。自分を育む道ではなく、消耗させるような道を歩いていることに気づいたときには、安心感や精神的な支え、そして慰めを得るために食べ物に頼ってしまいます。食べることで、失ってしまった自尊心を埋めようとするのですが、うまくいきません。あるいは、他人を満足させられなかったんだから、自分も満足する資格などないと思って食べなかったり、本当にお腹が空いているときに食べたとしても、自分を責めたりします。こうして、人生がどんどんと空っぽになっていくのです。

一方、強引で他人を攻撃することで自分の主権を必死に守ろうとする人は、欲しいもののいくつかは手に入れられるかもしれませんが、他人に対する批判的な言葉や無情な行動が引き起こす結果に絶えず直面しなければならないでしょう。自分の気持ちを表現しようとして他人に毒舌を浴びせてしまい、結果的に、誤解されたり孤独な気分になったりします。こうして、人生は壊れた人間関係の連なりになってしまいます。自分の「醜さ」がもたらす拒絶の痛みを感じることになるのです。

自分自身のケアの仕方がわからず、選択肢は日中に醜くあるか、夜に醜くあるかのふたつしかないと思い込みます。自分の欲しいものを手に入れる方法は知っていますが、他人のニーズや気持ちを無視せずにそれを成し遂げる方法を知りません。そして結局、親しい関係がもたらしてくれる糧を見つけられず、食べ物に慰めや親密さを求めるのです。

振り子のように、受け身の状態と攻撃的な状態の間を揺れ動く人も多くいます。感情を押し殺しきれなくなるまでは、ずっと受け身、受け身、受け身と来て、突然攻撃的になり、自分を怒らせたり危険な目に遭わせたりする恐れのある人を侮辱したり、非難の言葉を浴びせかけたりするのです。そして、その罪悪感にさいなまれ、また同じサイクルが始まります。

このような傾向にある人は、食べまくることで怒りを押し殺そうとすることがあります。感情を飲み込もうとして過食し、感情を抑え続けたことで積み重なったストレスを発散しようとして吐くというサイクルを繰り返す人もいます。

真の主権を手に入れたいのなら、他人の権利を尊重しながらも、しっかりと自分の権利を守る術を身に付けなければなりません。人に左右されずに自分の感情を表し、誰のことも責めたり脅したり非難したりせずに自分の望みを伝えるなど、はっきりと自己主張ができるようにならなければなりません。他人の考えと感情を尊重すると同時に、自分の考えと感情をも尊重することが、自分に自信を持ち、理想とする人間関係を築くための唯一の方法なのです。

どうしたらそんなことができるのか、その全体像をつかむために、友人があなたから本を借りたという状況を想像してみてください。あなたは本を貸すとき、レポートを書くのに必要だから今度の金曜日までに返してくれればいいよ、と言いました。しかしその友人は、次々と理由を並べて一向に本を返そうとはしませんでした。あなたは結局はレポートを書き上げることができましたが、本がなくて不便に感じたことも事実です。

そして一週間後、あなたはその友人にスーパーでばったり出会いました。そこでやっと彼女は本のことを思い出し、約束の日に返さなかったことを謝ってきます。もし受け身の返答をするなら、友人の行動で不便さを感じ、ちょっと怒っていたとしても、「あぁ、大したことじゃないから大丈夫よ」と言ってしまうでしょう。

友人を怒らせないために自分の感情を表現しなかったのでしょうが、自分自身の中でのストレスは溜まりますし、友人との間での気まずさも残ります。友人に知られたくない怒りを感じているのですから。友人は気まずさに気づいたとしても、あなたがなぜ冷たくなり、よそよそしくなったのかまではわかりません。そして次にその友人があなたから何かを借りたとき、また同じことが起こるかもしれません。あなたはすでに、約束の期限を守らなくても気にしない、という印象を与えてしまっているからです。同じようなことが何回も起こるとさらに気まずくなり、あなたは突然、理由も伝えずに彼女から離れていってしまうかもしれません。

反対に、攻撃的な返答をするなら、「期限を守らないなんて信じられない！　どうしたらそんなに分別のない人になれるの？　金曜日までに返してって言ったわよね？　約束を破ってくれてどうもありがとう！」などと非難の言葉を浴びせかけてしまうでしょう。

このシナリオでは、確かにあなたは自分の感情を表現しています。しかし、人を傷つけるような言い方になっています。友人のことを名前でなく「分別のない人」と呼んでしまっていますし、彼女という人間には何かおかしいところがあるとほのめかすような批判的な口ぶりです。その結果、友人は攻撃されたと感じて自分を守るためにあなたから離れたり、縁を切ってしまうかもしれません。

この状況で攻撃的にも受け身にもならずに自己主張をするということは、人を攻撃したり責めたりせずに感情を表現するということです。たとえば、友人が謝ってきた後、こんなふうに言えるとよいでしょう。「レポートを書くのに本がなかったから、不便でイライラしたわ。だから今度何かを借りるときは、約束通りに返してね」

こうすれば、友人の人間性を否定することなく、彼女のしたことがあなたにとってOKではなかったとはっきり伝えられます。彼女は自分のしたことを後悔するかもしれませんが、それはあなたがやり込めたからではありません。正直に自分の感情を表現したことで、あなたの友人に対する怒りも落ち着きます。距離や気まずさを生み出すのではなく、友達で居続けたいし、この先何かを貸してあげることも考えている、ということをきちんと伝えられています。そして、友人があなたとの関係でどういう立場に置かれているのかを理解しようと、あなたの気持ちを推測する必要もありません。あなたが罪悪感にさいなまれたり、孤独に感じたりすることはありませんし、感情が表現されないことで生じる変な気まずさが残ることもありません。

乱れた食行動で苦しむ女性たちとともに取り組んできた経験から言えることですが、自己主張できるようにならずに回復した人はひとりもいません。おそらく、これが克服にとって最も大切なスキルなのでしょう。なぜなら、自己主張は他人を傷つけずに自分という人間を認め、表現する方法だからです。自己主張こそが、正しい道、つまり私たちの糧となり心を満たしてくれる人々や場所に私たちを導き、そうでない人や場所からは遠ざけてくれる心の道を歩んでいることを保証してくれるのです。

しかし、他のスキル同様、これも習得するまでには練習が必要ですし、ちょっとぎこちなく感じる時期も乗り越える意欲が必要です。これは子どもの頃、自転車に乗るのを練習したときと同じような経験です。ペダルをこいで、バランスを取って、ハンドルを安定させて、さらに進行方向を見るというのを一度に行うのがどれだけ大変だったか覚えていますか？　そのときに感じていたのと似たぎこちなさを今回も感じるでしょう。しかし練習を重ねることで、いずれ、自転車に乗るのと同じように、自己主張という新しいコミュニケーション方法が自然と身に付いていくでしょう。

ここで、三つのテクニックを紹介します。ひとつ目は、自己表現の基本となる公式です。何かを経験している最中に明確に考えるのは難しいと思いますので、このシンプルな公式はとても役に立ちます。覚えておくのはたったこれだけです。

あなたが……すると、
私は……と感じます。
なぜなら……だから。

最初の「……」には、あなたの感情の引き金となった相手の行動を描写してください。たとえば、

あなたが私にそういう話し方をすると、
あなたが私のことをそういう目で見ると、
あなたが○○と言うと、
私の本を借りたのに返してくれないと、

相手がそうした行動をとった意図を推測しないようにしながら、なるべく詳しく、客観的に説明してください。たとえば、「あなたが私をそんなふうにけなすと」とか、「あなたが、私にとって何が一番良いかわかっているみたいに行動すると」は禁物です。相手があなたをけなそうとしていたかも、あなたのことをわかっているかのように行動したかも、相手の話を聞くまではわからないからです。

そして、ふたつ目の「……」では、自分にどう感じているのかを尋ねて、できるだけ明確にその感情を説明してください。たとえば、

私は怒りを感じます。
私はイライラします。

私は傷つきます。

私は戸惑ってしまいます。


できるだけひとつかふたつの感情に絞り込んでください。そうすることで、焦点を保つことができるからです。自分の抱く感情に責任を持つことはとても大切です、つまり、「あなたが私に〇〇と感じさせる」と言ってはいけません。このような言い方をしてしまうと、相手はあなたに責められたり攻撃されたりしているように感じてしまいます。そして、防衛や反撃の準備で忙しくなって、あなたの言い分を聞くどころではなくなり、コミュニケーションは一方通行になってしまいます。

そして最後の「……」には、「どうして相手の行動がこの感情の引き金になったのだろう？相手の行動を私はどう解釈しているのだろう？」と自分に尋ねてください。たとえば、

なぜなら、あなたが私のことをどうでもいいと思っているような印象を受けるから。

なぜなら、あなたが私のことを信頼していないように思えるから。

なぜなら、私にとって何が一番良いか、私自身よりもあなたの方が知っているかのように聞こえるから。

なぜなら、私をけなしているような印象を受けるから。

自己主張は、文が短い方が効果的です。たくさんの言葉を使うと、要点を明確に伝えられず、自分も相手も何が言いたいのかわからなくなってしまいます。

ひとつ理解しておいていただきたいのは、必ずしもその行動が起こっている最中に自己主張しなくてもよいということです。実際、自己主張の仕方を学んでいる間は、その場ですぐに考えるのはほぼ不可能です。それでいいのです。この公式を過去形で使っても、全く問題ありません。たとえば、こんなふうに使えます。

「先月あなたがランチの約束をキャンセルしたとき、私は傷ついたのよ。なぜなら、あなたにとって私と会うということがあまり大切じゃないように感じたから」

「昨日、あなたが早くしろってどなったとき、腹が立ったわ。私の行動が遅いと責めているように聞こえたから」

「そのときには気づかなかったんだけど、先週あなたが私に仕事を辞めるように提案してきたとき、私は怒りを感じたの。息子と十分な時間を過ごしていないと批判されたような気がしたからよ」

乱れた食行動で苦しむ人たちは、よく魔法のような解決策や、あっという間の解決策を夢見ています。現実には何かがすぐに解決されることはほとんどありませんが、この文（あなたが……すると、私は……と感じます。なぜなら……だから）を一貫して使い続けられるようになると、これは本当に魔法のような働きをします。自己主張の練習をしている間は、この公式をカードに書いて持ち運んだり、電話の横に置いておくとよいでしょう。

公式を使い始めるときには、大切な関係を築いてきた人たちに対しては、彼らの行動がどのように自分の感情に影響しているかを説明する理由を知らせておくとよいでしょう。そうすれば、あなたがコミュニケーション方法を変化させるのは、彼らに「けんかを売る」ためではないとわかってもらえます。たとえば、「このことを話しておきたいのは、私は何か嫌なことがあると急に勝手に距離を置いてしまう傾向があるからなの。あなたとの関係は私にとって大切だから、そういうふうにしてダメにしたくないのよ」とか、「あなたのしていることが私にとってＯＫじゃないときに何も言わないでいると、私は怒りっぽくなったり機嫌が悪くなったりして、私たちの関係を傷つけてしまうわよね。でももう、自分やあなた、そして私たちの友情を傷つけることはしたくないの」のように言ってみるとよいでしょう。

ふたつ目の自己主張のテクニックは、ひとつ目のテクニックに基づいています。ときどき公式を使って自分の感情を伝えることができても、相手から衝突の原因をつくったと責められたりして、攻撃的な返答が来ることがあります。そんなときに役立つのが「かわす」テクニックです。文字通り、相手からの言葉による攻撃や非難、そして辛辣な言葉を追い払うことができます。誰が正しくて誰が間違っているかというような不毛な議論から一歩身を引くことに役立ちます。

誰かが、「君が敏感すぎるだけだ」とか、「そんなふうに感じるなんて馬鹿げてる」とか、「あなたは間違ってる」と言ってきたときには、自分の身を守るような言動をしないことが大切です。代わりに、言いがかりから身を引くためにこのような応答をしてください。

「そうかもしれないね。……」（同意も反論もしていません）
「それがあなたの考え方だ、ということはわかります。……」
「あなたの見方を尊重します。……」

そして、「……」の部分に自分の考え方や見方を入れてください。

「……でも、これが私の気持ちなの」
「……でも、私は違う見方をしています」

「……でも、あなたのしたことが私の気持ちに影響したということを知っておいてほしいわ」

このテクニックを使うと、自分の感情や、欲しいものや嫌なことにどれだけ簡単に集中していられるかに驚くはずです。自分の感情と相手の感情の両方を尊重できると、自分の内面からの力の強さを感じるでしょう。人間関係を終わらせたり、自分の考えや感情を見捨てたりすることなく、人と違う見方や考え方を持っていてもよいのだと主張できているからです。

そして、三つ目に使うのが「壊れたレコード」と呼ばれるテクニックです。相手が攻撃的な返答をしてきたとき、その名の通り、壊れたレコードや選挙カーのように、何度も何度も繰り返し自分の感情を伝え続けるのです。たとえば、旦那さんが「本当にそれ食べたいの?」と言ったときに、彼の方があなた本人よりも何を食べるべきか・食べないでおくべきかを知っているような印象を受けたために怒りを感じ、それを伝えたときの彼の返事が、「お前が食べ物をうまく扱えていないのは明らかだろう?」だったとしましょう。

あなたが乱れた食行動にどれだけよく対処しているかということから横道にそれることなく、まず「そうかもしれないね」と「かわし」、自分の気持ちをもう一度伝えます。「でも、あなたが私に何を食べるべき・食べないでおくべき、と言ってくると、私は怒りを感じると知っておいてほしいの」

それでもまだ、旦那さんが「やれやれ、君は神経質になりすぎだよ」というようなことを言ってくるなら、また「そうかもね」と「かわし」てから、「でも、あなたが私に何を食べるべき・食べないでおくべき、と言ってくると、私は怒りを感じると知っておいてほしいのよ」と繰り返します。まだ理解できない旦那さんは、また「過剰反応しすぎだよ」と言うかもしれません。そうしたらもう一度、「あなたにはそう思えるのかもしれないけど、あなたが私に何を食べるべき・食べないでおくべき、と言ってくると、私は腹を立てると知っておいてほしいのよ」と返します。

もし旦那さんがさらに議論を続けて、「だから、お前がよくなりさえすれば、俺は何も言わなくてすむだろう?」というようなことを言ってくるなら、「あなたが私に何を食べるべき・食べないでおくべきと言ってくると、私が腹を立てると知っておいてくれるのは、私にとって、とても大切なことなのよ」というように、また壊れたレコードになってください。ここで大切なのは、あなたは一切旦那さんに、彼は何をすべき・すべきでないと指示していないことです。攻撃もしていません。ただ単に、彼の行動があなたに影響を与えているという事実を伝えているだけです。

「壊れたレコード」のテクニックを使うときには、他の問題や言いがかりに惑わされることなく、自分の気持ちに集中し続けることが大切です。その場ですぐにとはいかなくても、いずれ相手も泥仕合のような攻撃をやめるものです。そしてうまくいけば、あなたの言い分を聞いてくれるようになります。いずれにしろ、あなたは自分の感情を突き止め、それを表現することで、自分をケアできているのです。

自己主張を学びたての頃は、たいていの人が、「どうせ効果ないでしょ」「私の言うことなんて聞いてくれない」「言ったってやめてくれない」と言います。しかし自己主張では、相手の言動を変えることを目的にしてしまうと、イライラするだけだということを覚えておいてください。一方、自分の感情を溜め込まずに伝えることを目的にすると、気分は良くなり、成功する確率も上がります。

自己主張は、乱れた食行動から解放されるための最も大切なスキルです。自分が心のストレスゆえに食べているのか、身体的な空腹感から食べているのかを認識できるようになると、食べ物や食行動以外の対処スキルが必要になります。食事療法が効果的でないのは、乱れた食行動の引き金となる感情や根底にある問題に対処せずに、行動だけを取り除こうとしてしまうからです。

自己主張は、乱れた食行動よりもはるかに効果的な対処スキルです。練習を重ねるにつれ、自己主張が食べ物や食行動との関係にどれだけ大きな影響をもたらすかがわかってきます。自分が望む物事を頼めるようになると、心理的な飢えを認識して見つけ出し、それを適切なやり方で満たすことができるようになり、食べ物に頼ることが減っていきます。

嫌なことにＮＯと言えるようになれば、他人との境界線も引けるようになります。「私のニーズはあなたのとは違う。だからといって、どちらかがより大切ということではない」と言えることで、他人との境界線を確立することができます。これができると、安心して制限を設けることができますし、深い人間関係もより安心して築けるようになります。より深い人間関係が持てるようになればなるほど、孤独感を食べ物で解決することも減っていきます。

自己主張は、人間関係における食い違いへの対処法でもありますので、対立を防ぐために頼っていた食べ物や食行動の必要性も減っていきます。真の問題を話し合ったり、解決策を求めたりするうえで障害となるような非難や言いがかりから一歩身を引くことができるようになります。同意するのも反対するのも、自分の自由だということに気づけるのです。

考えや感情を率直に表現できるようになると、その考えや感情だけでなく、自分自身という人間も大切だと肯定できるため、自尊心や自信を得ることができます。その結果、自己嫌悪に陥るたびに拒食したり食べすぎたりといった癖も薄れていくのです。

いずれ自分の真実を話すということが生き方として定着してくると、感じていることと行動との矛盾に絶えず付きまとう不安から身を守ったり、NOと言いたいときにYESと言うことで感じる穴を埋めたりするために食べ物を使う必要がなくなります。

乱れた食行動で苦しむ女性の多くが、痩せさえすれば、不可解な不幸の原因が魔法のように一瞬で解決されると信じています。しかし、目標体重だった頃の昔の写真を見ても同じことを思い、その頃自分がどんなに不幸に（そして太っているように）感じていたかを思い出します。そしてさらに目標体重を下げていくのです。これはすべて、幸せというのは（体ではなく）心の状態だということを理解していないからです。幸せは目標体重と違って、明確に数値などで設定できるようなものではありません。自分に正直に、自分の進む道を自分で選んでいくことから生まれる副産物なのです。自己主張ができるようになるにつれ、より幸せになりますし、幸福を感じることができれば、食べ物で緊張状態やみじめさを麻痺させる必要がなくなります。そして、体も本来あるべき体重に落ち着いていきます。

自己主張のスキルが伸びれば伸びるほど、人生の舵を自分が握っていると感じることができます。そして、感情はコントロールできなくとも、それをどう経験するかはコントロールできるということに気づきます。もう制御不能になったり大暴れしたりすることを心配する必要もありません。不可能なこと（感情をコントロールすること）をしようとすることで感じる、とんでもないプレッシャーから解放され、コントロールできているという錯覚を得るために体重や食べ物をコントロールする必要もなくなります。

自己主張できる人というのは、自分の最も女性らしい側面を尊重できている人です。女性の魂や奥深くに眠る真実、そして強い感情を含むのに十分な器をつくることができ、男性的なエネルギーを使ってその器を外界へと示すことができます。目に見えない物事や、言葉で説明したり五感で証明したりするのは難しい心の問題にも気づき、伝えることができます。見えないものの世界でも、くつろいでいられるのです。物事をはっきりと感じられて、五感で証明できないことにもよく反応できるので、もはや心に深く埋め込まれた「自分がおかしい」という信念にさいなまれることもありません。自分の感情の引き金となる行動を言葉で説明できるようになると、感情を理解して受け止めることへの道を開くことができ、女性らしさを真に理解して受け入れることもできるようになるのです。

自己主張ができる人は、父権的な社会でまかり通っている力とコントロールという概念に強い影響を与えることができます。そこでは、人々が力というものを扱う際にとる立場が、攻撃的と受動的、いじめっ子と犠牲者、勝者と敗者というように、二極化されてしまいます。しかし、自己主張ができる人は、「……か、または……か」（私が正しいか、またはあなたが正しいか）の構造に縛られずに、「YES……それと同時に……」（YES、あなたはそういうふうに感じるかもしれません。それと同時に、私はこのように感じます）という構造の可能性を提示することができます。他者を支配するという支配的な力関係を超えて、内面的な力、つまり自分の持つ力の真価を理解して行動するのです。そして、自分の力を持ちながらも、相手の力を貶めることなく、並んで立つことができると証明するのです。

自己主張できる人は、主権、つまり自分の人生の道を自分自身でつくる権利をはっきりと求めることができます。そうすることで、日中に美しく、そして夜も美しくあることを選べるのです。

第17章 糧 ——一体対心

これは中国に伝わる、不思議な梨の木のお話です。

昔々、裕福な農夫が、自分のところで育てた梨を市場に持っていきました。その年は豊作で、丸々としてみずみずしい、甘い梨がたくさんできました。市場にいたたくさんの人たちが彼の荷車に集まって、次々と買っていきました。農夫が誇らしげに群衆の中に立っていたときでした。粗末な服とボロボロのスカーフをまとった女性が近づいてきて、梨をくれないかとお願いしました。農夫は怒鳴ったりののしったりして追い払おうとしましたが、その女性はちっとも動きませんでした。

「お前さんの荷車にはいっぱい入っているじゃないか」と女性。「私は、その中のたったひとつが欲しいだけなんだよ。大した損にはならないだろうに」

群衆の中にはひとつくらいわけてやれ、と農夫を説得しようとした人もいれば、女性に怒鳴り始める人もいたりして、大騒ぎになってしまいました。騒ぎが手に負えなくなってしまうのではないかと心配になった市場の番人は、女性が梨を買えるようにコインを数枚投げてやりました。

彼女は番人にお礼を言い、群衆に向かって言いました。「そんなに貪欲になるなんて、私にゃよく理解できないね。今ここにいるお客さん皆に、私が梨を分けてあげよう」

するとと誰かが言いました。「今、梨を手に入れたんだから、自分で食べればいいじゃないか」

女性は、「私が欲しかったのは、一粒の種だけだったんだよ」と、梨をむしゃむしゃ食べながら答えました。そして服の下から小さなシャベルを引っ張り出すと、地面に穴を掘り始めたのです。彼女は梨の種を埋め、土で覆いました。彼女が水が少し欲しいと言うと、見物人が近くのお店からもらってきて渡しました。彼女がたった今埋めたばかりの種に水をやると、目の前で起こっている不可思議な現象に皆の眼が釘づけになりました。

驚くべきことに、そこから小さな芽が出てきたのです。そしてぐんぐんと大きくなり、青々とした葉の茂る立派な木になりました。すると突然花が満開になり、たくさんの実がなりました。女性は梨を摘むと、驚きのあまり放心状態になってしまった見物人たちに次々と渡し始めました。そして梨がなくなると、木を切り倒してその上半分を肩に担ぎ、ゆっくりと歩いて行ってしまいました。

その間、農家はというと、自分の商売のことなどすっかり忘れ、口をあんぐりとあけて立ちすくんでいました。ところが、女性が立ち去ってから自分の荷車に戻ってみると、梨はひとつ残らずなくなっていたのです！「あの女が皆に渡していたのは私の梨だったんだ！」と叫び、群衆に渡った梨を調べ始めました。そうこうしているうちに、荷車の取っ手が切り落とされていることに気づきました。長いこと探して、市場の隅に捨てられているのを見つけました。ここでようやく、女性が切り倒していた梨の木が、本当は荷車の取っ手だったのだと気がついたのです。

市場中に笑いが広がり、農夫は自分の愚かさにたいそう腹を立てました。そして、例の粗末な恰好をした女性が現れることは二度とありませんでしたとさ。

乱れた食行動の苦しみから解放されたいと切望している女性は、食べ物だけが自分に栄養を与えてくれるというのは錯覚にすぎないと見抜かなければなりません。体の飢えと象徴的な飢えとの区別ができないと、このお話に出てきた農夫のように、ごまかしに引っかかりやすくなってしまいます。

このふたつの飢えの違いを理解できないうちは、食べ物やカロリー計算に必死にしがみつき、乱れた食事パターンを手放そうとはしないでしょう。梨でいっぱいの荷車を持っていても心が空っぽだった農夫のように、人に分けてあげられるほど十分な食べ物は持っていないように感じ、乱れた食行動を手放すなんてとんでもないと思ってしまうのです。

私たちの心はいろいろないたずらをするものですが、体は決して嘘をつきません。心の催促にだけ耳を傾けて体からのメッセージを無視してしまうと、本当は何か違うものが欲しいのに、食べ物に飢えているのだという考えに簡単に騙されてしまいます。そうして食べに食べ、いつの間にかお皿は空っぽになり、鍋底まで見え、残ったのは不満と、愚かなことをしてしまったという自分自身への怒りだけ、ということになるのです。

体の飢えと心の飢えを識別する能力は、乱れた食行動で苦しむ人たちが学ばなければならないとても大切なスキルです。

では、私たちは皆、一生運び続けるふたつの容器を持っていると想像してみてください。ひとつは食べ物と水を運ぶためのひょうたん型の容器で、もうひとつは人生を有意義で充実したものにしてくれるものを運ぶハート形のバスケットです。ひょうたん型の容器は体の糧が必要なときに食べ物で満たされます。そして、バスケットは心の糧が必要なときに、他人からの注目、愛情、感謝など、心と魂が必要とする「食べ物」で満たされます。

乱れた食行動に出てしまう女性は、このふたつの容器の区別ができていません。何かに飢えていると感じたら、とにかく食べます。そしていつの間にか、容器の閉じ目ははちきれそうになっています。それなのにまだ、どういうわけかお腹が空いていると感じるのです。ひょうたん型の容器はいっぱいでも、ハート型のバスケットが空っぽのままということに気づいていないからです。

二種類の空腹感があるというのは本当です。ひとつはお腹からくるもの、もうひとつは心からくるものです。お腹の空腹は食べ物で満たされなければなりませんが、心の空腹は愛情や心の糧で満たされなければなりません。身体的なお腹の空腹と精神的な心の空腹の違いや、食べ物へのニーズと精神的な糧へのニーズの違いを認識してそれぞれに対応した術を学ぶと、もう太ることに怯えて神経をすり減らす必要がなくなります。

野生に暮らす動物のように、私たちも、いつ食べていつ食べ終えるのか、いつ飲んでいつ飲み終えるのかを教えてくれる、母なる自然からの贈り物を生まれつき持っています。野生には太ったシマウマ、チーター、キリンはいません。大きなカバでさえ、あれがあるべきサイズなのです。自分の中に組み込まれた「装置」に頼らざるを得ない彼らは、ごく自然に適切な体型へと成長します。動物たちは、体から送られてくる内面からの本能的なサインに基づいて食べます。つまり、お腹が空いたときに食べ、いっぱいになったら食べるのをやめます。

しかし、人に飼われている動物は太りすぎることがあります。それは、母なる自然のメッセージが、社会からのメッセージに取って代わられてしまうからです。彼らは私たち同様、内面の合図ではなく外側の合図に反応するようになります。「夕食の時間」だから、誰かが食べているから、美味しいから、「良い子」でいることのご褒美だから、そして食べ物を与えられることが愛情の証だと学んだから、という理由で食べるのです。

自然界で生きるすべての動物のように、私たちも、自分がいつ身体的に空腹なのかを知る能力を持っています。赤ちゃんは、時間や親のスケジュールに関係なく、体が栄養を必要としているときにいつでも泣いて知らせます。胃が空になっている感覚が、今が食べる時間だと教えてくれるのです。しかし、この生来のシンプルな仕組みは、まずは自分の家族から始まり、いずれ文化全体という他人のニーズに配慮することを期待されるようになるにつれ、どんどんと複雑になっていきます。内面的なシグナルに耳を貸すのはやめるように教えられ、代わりに外的な合図に注意を払うように言われるのです。お腹が空いていてもいなくても、家族と一緒に食べろと言われます。人が勝手に決めた量なのに、お皿によそわれたものをすべて食べないと叱られる、ということもあったかもしれません。あるいは、「飢えに苦しんでいる子どもたち」への罪悪感から解放されるために、お腹が空いていなくても食べるように言われたかもしれません。デザートを食べたいがために、「お皿をきれいにしようクラブ」のメンバーになった人もいるでしょう。

こうして、体が静かにささやいてくれるメッセージに耳を傾けなくなり、「腹ペコだ！」とか「お腹がはちきれそうだ！」といったけたたましいメッセージばかりが聞こえるようになってしまったのです。そして、母なる自然からの贈り物のことをすっかり忘れ、体は信用できるものでなく、無視するかコントロールしなければならないものと勘違いされてしまいました。私たちは自分の本質への信頼を失ってしまったのです。

乱れた食行動からの回復への道のりには、自分の体と調和が取れている状態、つまり体の英知が尊重され、体への信頼が回復された状態に戻ることが必要不可欠です。そこにたどり着くには、まず、どうやったら体からのメッセージを受け取れるのかを学ぶ必要があります。

そこで、いつ飲食して、いつやめるのかを教えてくれる体の感覚とのつながりを取り戻すための、体を意識するエクササイズをいくつか紹介します。喉の渇きは食べ物へのニーズと同様に体の飢えですが、私の経験上、喉の渇きの方が心の飢えとはるかに関係が少なく、特定するのがより簡単だということがわかりました。ちなみにこのエクササイズでは、喉が渇いたときにだけ、水だけを飲むことをお勧めします。

今度、喉の渇きを感じ始めたら、自分にこの質問をしてください。「どうして自分は喉が渇いているってわかるんだろう？　どんな体のシグナルが出ているんだろう？」。喉がカラカラになっているとか舌が渇いている、あるいは他の感覚があると思います。

そして次に、「飲み始めたあと、いつ飲むのをやめるべきかはどうやったらわかるんだろう？」と自問してください。これはちょっと難しい質問かもしれませんが、飲むのをやめるタイミングを知らせてくれる、何か特別な体の感覚があるということを理解することが重要です。その感覚は人によって違います。ある人にとっては口の渇きがなくなったときかもしれませんし、他の人にとっては喉に感じていた熱がある程度冷めたときかもしれません。大切なのは、自分独自のシグナルを認識するということです。答えが出るまで、同じ質問をし続けてください。

たいてい、喉の渇きと潤いのシグナルのほうが、空腹感と満腹感のシグナルよりはるかに簡単に突き止めることができます。それは、喉の渇きに関するメッセージを無視するようにとのプレッシャーをあまり受けていないからです。しかし、これと同じエクササイズが、空腹感と満腹感のシグナルを再発見する際にも役立ちます。

自分に「お腹が空いていることは、どうやってわかる？　空腹だと教えてくれる体の感覚は何？」と聞いてください。よく、「頭がふらふらして、めまいがする」とか、「お腹がグーグー鳴る」といった答えを聞きます。それは空腹のシグナルではなく、腹ペコのシグナルです！　空腹のシグナルはもっとかすかなものです。お腹が空いている状態と腹ペコの状態の違いを認識することも大切です。腹ペコの状態まで待つと、食べすぎる可能性が高くなってしまいます。そして、「ほらね、空腹のときに食べちゃいけないのよ！」と思ってしまい、落胆して制御不能のように感じてしまいます。そしておそらく次も（腹ペコで）我慢できなくなるまで食べることを許さず、また食べすぎてしまい、落胆の悪循環を自分でつくり出してしまうことになるのです。

空腹を告げる体の感覚は十人十色です。胴体上部の緊張を感じる人もいれば、お腹が空になった感じがする人もいますし、胸部に張りを感じる人もいます。ですから、他人がどのようなシグナルを受けているのかではなく、自分のシグナルを探すことに集中してください。練習を重ねるにつれ、とてもかすかな形であっても感じ取ることができる、とても明白で間違えようのないシグナルになっていきます。

この課題の後半部分は、満腹感がどういうものかを感じ取れるようになることです。前半同様、「食べるのをやめようと教えてくれる体の感覚は何？」と自問してください。この質問に戸惑ってしまう人はたくさんいます。最後に満腹のメッセージを聞いてから長いこと経っていますので、満腹感を伝えるシグナルがあるということをなかなか信じられないのです。しかし、私たちはみな満腹感のシグナルを持っています。ただ、「お皿が空になったら食べるのをやめるべきだ」というような、さまざまなメッセージの山に埋もれてしまっているだけなのです。あるいは、「もうこれ以上食べられないとき」や「動けないくらい食べたとき」など、満腹を超えてからやってくる感覚しか特定できない人もいます。しかしこれは満腹感ではなく、お腹がはちきれそうな感覚です。満腹感のシグナルはもっと穏やかですが、練習を重ねるにつれて間違えなくなります。もうお腹いっぱいだよと教えてくれるシグナルだけでなく、「あと一口食べたらお腹いっぱいになる」というように、満腹の一歩手前のシグナルも見つけられるかもしれません。

喉の渇きを知るのと同じエクササイズを空腹感にも適用してください。何か食べようとするたびに、「お腹が空いていると伝えている体の感覚は何？ 体のどこで感じる？」と自問してください。今は腹ペコの感覚しかわからなくても大丈夫です。そこから始めてください。何口か食べて、「まだお腹は空いている？」と聞いてください。YESなら、「どうしてわかるの？ その体の感覚は何？」と聞きます。もう腹ペコの感覚はないかもしれませんが、まだお腹は空いているとわかる感覚があるはずです。それを伝えている体の感覚を探してください。そして、体のどこで感じているかを特定してください。さらに数口食べて、その感覚がまだあるかを確認してください。一回に数口ずつ食べて、答えがNOになるまで、「まだお腹は空いている？」と（逐一、体の感覚を特定しながら）聞き続けてください。そして、満腹だと伝えている感覚を探し、それが体のどこにあるかを特定してください。

シグナルを（「ただなんとなくお腹が空いている」とか、「空っぽな感じがする」とか、「満足した」というような曖昧な感じではなく）なるべく明確に特定して、体のどこで感じているのかを認識することが大切です。物理的な説明ができるようになることも大切です。温かさや冷たさは感じますか？　なめらかさやごつごつしている感覚は？　伸縮はどうですか？　動いていますか、それともじっとしていますか？　重いですか、それとも軽いですか？　ゆるんでいますか？　締まっていますか？

数週間前に世界平和を促進するためにやってきたばかりの地球外生物（ＥＴのような宇宙人）に会ったところを想像してください。その宇宙人は、地球で生き延びるために、飲み食べることを学ばなければなりません。そしてこのＥＴがあなたにこんな質問をしています。「いつ飲み食いするかってどうしたらわかるの？　喉が渇いたとか、お腹が空いたってどんな感覚？　いつやめるかはどうしたらわかるの？」。さぁ、あなたはＥＴにどうやって説明しますか？　どんな体の感覚を教えてあげますか？

乱れた食行動からの回復への旅を始めたばかりの女性は、すぐにシグナルが見つけられず、やる気をなくしてしまうかもしれません。見つけられないなんて自分は何かがおかしいんだとか、出来損ないだ、などと感じてしまうかもしれません。だからこそ、シグナルを見つけるには何週間も集中的に注意を払う必要があるということを覚えておくことが重要です。最初はとても大きくてオーバーな「腹ペコ」や「お腹がはちきれそう」のシグナルしかわからなくても、時間とともに洗練された洞察力が発達するということを何度でも思い出してください。もっと穏やかで静かなシグナルが次第にはっきりとしてきます。

そしてそのうちに、研ぎ澄まされた深い洞察力ができてきます。

体に生まれつき備わる英知を見つけられれば、ダイエット本や、カロリー、脂肪分の一覧表などを使わずに、体自体が自然に最も滋養のある健康的な選択をしてくれるようになります。自分の中にある「コンピューター」が、自分のニーズや欲望に関して、周りに転がっている情報源よりもはるかに正確な情報を伝えてくれることにびっくりすることでしょう。何グラムの脂肪を摂ったか、何カロリー消費したか、だけでなく、代謝率、睡眠時間や運動量、生理周期で今どのあたりなのか、今抱えているストレスなど、数えきれないほどの情報を、体が自ら総合的に解析していることにも気づくはずです。複雑な計算や分析をしなくてもよいのだとわかるでしょう。必要なのは、ただ自分の体をよく知り、信じるということだけなのです。

体のサインを信頼できるようになり、**身体的に**空腹なときに食べて満腹になったときにやめれば、食べたいものを自由に食べても太らないことに気がつきます。食事が必要かどうかの唯一の基準は身体的な空腹感なのです。太る食べ物とダイエット用の食べ物、良い食べ物と悪い食べ物などという余計なことを考える必要はなくなります。脂質が高い物を食べても、体はそうした食べ物を消化するのに時間がかかることを知っていますので、いつもより時間が経ってからでないと次の空腹シグナルを出しません。体に任せれば、いずれ、体はより栄養価が高くて、細胞がうたい喜ぶような食べ物を自然に選ぶようになります。体は、あなたや社会が良いと言うものではなく、体自体が必要なものを欲するようになるのです。

いろいろな食べ物がどのように体に影響するのかを学ぶのも、身体的な空腹感に基づいて食べる練習をするのに役立ちます。ほとんどの人は、仕事や学校のスケジュールがあって、お腹が空いたらいつでも食べるわけにはいかないでしょう。ですから、自分の体がどのように食べ物を消化するのかということを少し知っておく必要があります。そうすれば、食べ物と食べること中心に生活を回すのではなく、忙しいライフスタイルに合わせて食事を摂ることができます。

たとえば、朝ごはんにジャム入りのドーナッツを食べたとしましょう。そうすると、血糖はとても速く上がり、急に落ちます。ジャム入りドーナッツに含まれているような単糖は消化がとても速く、すぐにお腹が空いてしまうでしょう。代わりに、全粒粉のトーストにジャムを塗って食べたら、体は違う反応を示します。ジャムに含まれている単糖で血糖が速く上がることには変わりありませんが、全粒粉のパンに入っている複合糖質のおかげで消化にもっと時間がかかります し、血糖が下がるのもゆっくりですので、次にお腹がすくまでに長くかかります。トーストにピーナッツバターを塗るとしたら、体はまた違う反応をします。ジャムに含まれる単糖は、空腹をすぐにやわらげてくれますが、ピーナッツバターに含まれる脂質とタンパク質は、トーストに含まれる糖質（炭水化物）よりもゆっくりと消化されます。その結果、次に空腹を感じるまでにより長い時間がかかるのです。

どんな食べ物が、どれだけ消化に時間がかかるのかに注意を払えば、それを参考に食事の時間や内容を計画することができます。もし今、お腹が空いていても、あと数時間でディナーの約束があるのなら、空腹を満たしてはくれるけれどすぐに消化できるもの（たとえば、チーズサンドイッチではなくリンゴ）が適しています。朝食の時間にお腹が空いていなくても昼食までには腹ペコになるだろうという状況であれば、あとで軽くつまめて、昼食までもたせてくれるけれどお腹いっぱいにはしない軽食（果物、トレイルミックス［ドライフルーツとナッツのミックス］、クラッカーなど）を持って出かけるとよいでしょう。もし今日は一日中忙しいとわかっているなら、朝食に卵を食べるとよいでしょう。そうすれば脂質とタンパク質の両方が摂れ、腹持ちがよくなります。友達と早めの昼食に行く約束があるのなら、朝は軽く、フルーツやシリアルなどが最適です。

意識して食べ、身体的な空腹感を敵視するのではなくて尊重する（「またお腹が空いているなんてあり得ない！」ではなく、「なんで今お腹が空いているのかな？」）ことを学ぶのは、克服のプロセスではとても大切なことです。

人生のほとんどを乱れた食行動に苦しみながら過ごしてきた多くの女性たちにとって、食べたいものを何でも食べるということほど怖いものはありません。体だけを信じると自分を壊してしまう、思い切って体の食欲を信じてしまうと制御不能になってしまう、と本当に思っているのです。しかし彼女たちは、食べすぎをもたらすのは体の食欲ではなく、人生の他の局面で何かが欠けているからなのだということを理解しなければなりません。心の飢えは食べ物以外の何かで満たし、食べるのは体が空腹になったときだけにするという術を身に付けられれば、食欲はもうそんなに危険なものではなくなります。

体の食欲に従って食べることを学んでいる女性たちが最初に抱くジレンマは、「もしその食べ物がすごく美味しくて、それでも食べきる前にお腹がいっぱいになってしまったらどうすればいいんだろう?」というものです。前だったら、「よし、明日はダイエットデーだから今日食べちゃった方がいいね」などと言って、お腹がいっぱいでも詰め込んでいたかもしれません。体の空腹感に適切に従えるようになると、次にお腹が空くときまで取っておく、ということができるようになります。そしてゆくゆくは、キャンディバーを半分だけ食べて残りを取っておいたり、クッキーを一袋丸ごと食べるのではなくふたつだけしか食べない自分にびっくりすることでしょう。こうして食べ物が、禁じられたものや罪深いもの、ご褒美として得なければならないものではなく、単なる食べ物になるのです。

食べ物を敵視しなくなれば、今度は食べ物を自分の心の状態を知るために使えるようになります。大好きな過食食材が私たちに語りかけ、何か言おうとしていることがわかるようになります。

日々の食べ物の選択が伝えているかもしれないことに耳を傾け、それを解読していくと、気づいていなかったことが明らかになるのです。ある食感がある感情と関係していたり、感情が抑え込まれていることと関係していたりします。たとえば、スープやシチューなどの温かい食べ物が欲しくてたまらない女性は、人生で感情的な温かさを切望していることがしばしばです。スイーツが欲しくてたまらない人は、人生での甘美さが欠けているか、自分自身を「より魅力的に（スイートに）」しようとしているのかもしれません。スパイシーな食べ物が欲しくてたまらないという人は、知的な、もしくは感情的な刺激が必要で、人生を活気づけたいという願いがあるのでしょう。パリパリしていて塩気のある食べ物は、イライラや怒りを表現する必要性と関係があります。そして、多くの女性にとって、チョコレートは愛や禁じられたセクシュアリティを連想させます。

食べ物の象徴的な意味を探ってみると、なぜか自分の無意識に隠れてしまっている厄介な感情が明らかになることがあります。体はお腹が空いていないのに、ある特定の食べ物が欲しくてたまらないという場合、満たされないといけないのは心のバスケットだということがわかります。そして、その食べ物が自分の感情に何かしらの変化を与えるということがわかっていれば、こんなふうに自問することができます。「自分が感じたくない感情は何だろう？　何が嫌なんだろう？　人生で何のバランスが崩れているんだろう？」。もしこの内なる探究でヒントや答えが見つからなかったら、その特定の食べ物を食べてみればよいのです。

しかし、その食べたいものを禁じたり、罪悪感を抱かないようにするためすぐに飲み込んだりするのではなく、ゆっくりと慎重に、意識しながら食べ、一口ごとに、「この食べ物がこんなに好きな理由は何だろう？　どんなところに魅せられているんだろう？　どんな味、どんな食感が気に入っているんだろう？　何か呼び起こされる記憶はあるだろうか？」と自問する必要があります。以下のように自分と対話してみてください。

Q：「チョコチップアイスの何がそんなに好きなんだろう？」
A：「なめらかで、甘くて、クリーミーなところ」
Q：「私の人生には今、なめらかさや甘美さが足りなかったりする？　物事を円滑にしたり、自分を魅力的にしたりしようとしているのかしら？」
A：「そうね、結婚生活がうまくいってなくて大変な時間を過ごしているわね。旦那があんなに怒りっぽくなかったらいいんだけど」
Q：「他にチョコチップアイスで好きなところは？」
A：「なめらかでクリーミーなアイスとは反対の食感の、チョコチップのクランチーな歯ざわりが好きだわ」
Q：「旦那に対する怒りを我慢することで、魅力的な人になりたいと思ってる？」

Ａ：「あまり怒りは表現したくないのよね。彼に意地悪なやつだと思われたくないし」

このように、食べ物が私たちの心の一番奥深くに潜んでいる欲望や心配事のメタファーになっていると理解できるようになると、克服の道のりを大きく前進することができます。自分が欲しくてたまらない食べ物とそれに伴うイメージに注意を払うと、無意識に追いやっていた感情や欲望を意識下に持ってくることができます。そうすると、食べたいものを拒否し続けていたら理解できなかったであろう本当の問題について、より深く理解することができるのです。

身体的な空腹と象徴的な飢えとを区別することで、自分が欲しているのは食べ物ではなく心が満たされることだとわかるようになります。心の飢えが食べ物で満たされると思っていたのは錯覚だったということに気づくのです。

第18章 日記 ——真実の記録

この古い韓国民話は、旦那さんが戦争から帰ってきた女性にまつわるお話です。長いこと戦争で留守にしていましたので、彼女は旦那さんが怪我もなく生きて帰ってきたことにとても喜びました。ところが、彼は全く違う人のようになっていたのです。心から笑うこともなく、いつもむっつりして引きこもっていました。食べるのを拒否したり、怒り狂って彼女を怖がらせたりすることもありました。前みたいに彼を笑わせ、人生をまた楽しんでもらうために彼女にできることは何もないように思えました。

どうしてよいかわからなくなった彼女は、昔から町はずれに住んでいるヒーラーに助けを求めることにしました。ヒーラーは彼女に、旦那さんのユーモアや生気を取り戻す薬を作ってあげると約束してくれました。ところが、薬の原料となる生きた虎の髭一本を彼女自ら取ってこないといけない、というのです。そんなことはできるわけがないと諦めそうになりましたが、ヒーラーはその髭がないと薬の効果はないと言い張ります。

女性は一度家に帰り、このことをじっくりと考えました。自分の住んでいる村に一番近い山の頂上付近に、虎の棲む洞窟があることを思い出しました。そしてある夜、彼女は旦那さんが寝ている間に山に登り、聞いていた通り、虎の棲む洞窟を見つけました。そして日が昇る前に家に戻って計画を立てました。

明くる晩、米の入ったお椀と肉を一切れ持って山に登り、洞窟の入り口に置きました。茂みに身を隠し、虎が洞窟から出てきて慎重に食べ物の匂いを嗅ぐのを見ていました。そしてまた明くる晩、米と肉を持って山に登り、少し離れたところから虎がお碗の中身を平らげるのを見ていました。

こうして毎晩毎晩、米と肉を持っていっては、優しく勇気づけるような口調で虎に話しかけながら、徐々に食べ物を置いたところに近寄っていきました。そしてある晩、とうとう虎に手が触れられるところまで近づきました。その瞬間、ポケットからはさみを取り出して髭を一本切り取り、ヒーラーの住む小屋がある町はずれまで、髭を握りしめてできるだけ速く山を駆け下りていきました。息も絶え絶えに、握りしめた髭を意気揚々と掲げた彼女は喘ぎながら言いました。「持ってきました！　虎の髭を持ってきました！　これで私の旦那をまた元気で愛情深い人にしてくれる薬を作ってくれますよね」

ヒーラーは髭を受け取って一目くれるなり、炎に投げ込んでしまいました。髭はパチパチ、ジュージューと音を立てて、あっという間になくなってしまいました。「なんてことをしてくれたの！」と女性が叫びました。「私がこの髭を取ってくるのに、どれだけ苦労したかわからないの？」。女性はどうやって虎の棲む洞窟を探し当てたのか、毎晩毎晩山に登ったこと、虎に食べ物を持っていったこと、毎晩少しずつ虎に近づいていったこと、恐怖で脚が震えても優しく話しかけて虎をなだめたこと、そしてやっとの想いで髭を手に入れたことを、泣きじゃくりながら詳しく話しました。「それなのに、もうすっかり無駄になってしまったわ」と結びました。

ヒーラーは女性を見て、微笑みながら言いました。「無駄なんかじゃないわ。あなたはよくやったのよ。あなたが虎を慣らして信頼してもらったのと同じことを、旦那さんにしてあげなさい」

食べ物や痩せること、そしてダイエットへの執着から一切解放された生活なんて、生きた虎の髭を手に入れるのと同じくらい無謀で困難なことだと思っている女性はたくさんいます。もし彼女たちが、生きた虎がどこにいるのか知っていたとしても、実際に髭を一本引き抜くなんて、想像すらできないでしょう。それと同じように、執着がなかったらどんな人生だろうと空想することはできても、実際にそんな生活を送れるとは思いもよらないのです。食べたいものを太ることなく食べることは実際に可能だと信じられないかぎり、価値のない薬、つまりダイエットやダイエット薬、運動といった、体重を減らすことはできても彼女たちを悩ます執着からの解放をもたらさないものを使い続けてしまうのです。

真の解放のために必要不可欠なのは、意識すること、つまり一瞬一瞬、自分という人間と自分が本当に願う物事を自覚することです。自分の人生や人間関係、そしてキャリアについてどう思っているかを理解するだけでは十分ではありません。感情も欲望も、それが湧き起こってくる時点で認識していなければならないのです。そしてそれらを尊重して認めるためなら何でもするという意欲も必要不可欠です。そこで役に立つのが日記です。私は、日記をつけるというのは意識を発達させ、持続させるうえで最も効果的なテクニックだと思っています。日記は、私たちの一番内奥にある考えや気持ちがまだ定着していなくて、誰かに話せるほどまとまっていないときにも、関心を持ち続けて追跡する方法なのです。まだ自分に自信が持てないときでも、他人からの批判や反応から守ってくれる避難所のような役割をしてくれます。そして、思考や感情と食行動との関係をかなり明確にしてくれます。

日記をつけることによって、食行動と人生上での出来事や思考、感情とのつながりが明らかになり、「何の理由もなく」過食するという思い込みや、私たちを食へと駆り立てる不可思議な力は突然どこからともなくやってくるという思い込みを捨て去ることができます。日記から、過食とイライラの関係性や、アイスクリームと孤独感の関係性を見て取れるようになると、乱れた食行動の隠れた理由を見つけることができ、人生でバランスの取れていない局面や滋養が足りていない局面を発見することができます。

日記には、以下のことを書き留めることをお勧めします。

1. 日付
2. 食べたり飲んだりした時間
3. 飲食したもの
4. 食べる直前に何をしていたか
5. 食べる直前に何を考えていたか
6. 食べる直前に何を感じていたか
7. 身体的に空腹だったかどうか

8. 食後に嘔吐するなど、何らかの方法で食べ物を排除したか

食べたらできるだけすぐに記録することが大切です。時間が経ってしまうと、何を食べたかだけでなく、食べる前に何を考えていたのか、何を感じていたのかを思い出せなくなってしまいます。そのため、どこにでも持っていける小さな手帳が便利だという女性もたくさんいます。

日記は、念入りに書き込まなくてもかまいませんが、できるだけ首尾一貫している必要はあります。物語の女性が、一貫して根気強くあり続けることで虎に近寄ることができたように、食べ物への執着から解放されたいと願っている女性たちも、一貫性を保ち、根気強く、乱れた食行動の裏に隠された本当の問題を見つけ出していかなければなりません。

たいていの人が、日記をつけ始めてようやく、自分が食行動に関してどれだけネガティブな自己批判をしていたかに気づきます。「そんなに食べたなんて信じられない！ まるでブタ！ 汚らわしい！」などと自分に向かって言っているかもしれません。食行動に対して抱く罪悪感や恥ずかしさは、日記をつけるにあたっての一貫性を邪魔してしまいます。そんなときには、捜査官やジャーナリスト、研究者になったつもりで日記をつけ、今はただデータを集めているだけなのだ、後で解読するための情報収集をしているだけなのだ、と自分に言い聞かせてください。毎日過食していたとしても大丈夫です。過食エピソードについて書き続けることで、乱れた食行動の

裏にあるミステリーを解くためのたくさんのヒントが得られるのです。

日記は、無意識下の情報を意識下に持ってくるための作業ですので、最初は強い抵抗を感じるかもしれません。自分の行動を見つめることで、恐れや辛さ、困惑を感じてしまうときには、つい見て見ぬふりをしてしまうものです。抵抗は決して「悪い」ものではありませんし、抵抗しているからといって私たちが「怠け者」だとか「頑固な人」なわけではありません。抵抗に出くわしたときというのは、これまた乱れた食行動の根底にある問題を見つけるチャンスなのです。自分を叱りつけたり非難したりするのではなく、好奇心をもって、「自分が食べた物や感じたことを書きたくないのはなぜだろう?」「自分が食べ物に関して行っていることに注意を向けるのを邪魔しているのは何だろう?」「感じないようにしている感情はあるだろうか?」「何を一番怖がっているのだろう?」と自問してください。真実に近づくことで感じる恐怖を落ち着かせるためには、物語に出てきた女性が虎に対してしたように、自分に向かって優しく励ますような口調で話しかけなければなりません。そしてじっと座って、自分の声に耳を傾けてください。優しく好奇心をもって質問すれば、私たちの内なる賢い女性が必ず答えてくれます。

自分の感情となかなかつながりを持てない女性はたくさんいます。そして彼女たちは、自分の日記の中身が食べ物に関することばかりだと気づきます。しかし、「何を感じているのかわからない」とか「混乱している」とだけでも、心の状態を知ろうとして**何か**を書き続けていけば、ゆくゆくは自分の感情を自覚できるようになります。「どう感じているのだろう?」と聞けば聞くほど、より簡単に、はっきりと正確に感情を特定することができるようになります。物語の女性が発見したように、目標を達成する唯一の方法は山を登り続けることでした。同様に、何度も何度も「食べる直前に何を感じていたのだろう?」と自問し続けることでしか、自覚は生まれません。

日記をつけ始めて数週間もすると、パターンが見えてきます。食べる物や量を制限している時間がないかどうか調べてみてください。過食しがちな時間はありますか? 長時間食べないでいて、その後で食べすぎていることはありませんか? お腹が空いていなくても食べたいと思わせる活動や感情、もしくはお腹が空いていても自分に食べることを許さない状況はありませんか?

たとえば、ある女性は、午後四時頃に食べすぎることが多いことを発見しました。もっとよく見ていくと、午後四時というのは彼女が誰もいない空っぽの家に帰ってくる時間でした。孤独を感じたくないために、お腹が空いているかどうかも考えず、冷蔵庫に直行していたのです。とても忙しくて一日中何かに追われているような日に、夕食から過食に移行して自分を落ち着かせていたという人もいます。疲れていると、エネルギーを補給しようとしてずっと食べ続けてしまうという人もいますし、彼氏や両親との喧嘩と過食嘔吐のエピソードとの関係性が明らかになったという人もいます。日記を通して、ほとんどの人が、寂しいから、怒っているから、つまらないから、緊張しているから、というような感情的な理由で食べることがどれほど多いかに気づくのです。

日記から、自分の代謝について理解する人もたくさんいます。ある女性は、四時間以上食べないでいると、後で食べすぎてしまうことを発見するかもしれません。炭水化物を食べないようにすると、後で「炭水化物祭り」をしてしまうことに気づく人もいれば、一日きっかり三回ではなく、六回に分けて食べる方がいいと気づく人もいるでしょう。

日記をつけることで、克服できないように思われる問題をも克服できるスキルを発達させることができます。物語の女性は、旦那さんを癒すという揺るぎない決意を抱き、虎を見つけられると信じ、勇気をもって、穏やかに忍耐強く働きかけながら虎を慣らすことで、必要なものを手に入れることができました。それと同じように、摂食障害を治そうと決めた女性も、打ちひしがれそうになったときでも諦めず、根気強く隠れた感情を探し続け、真実に近づくことに抵抗してしまう自分にも忍耐強く接し、一番恐ろしい感情ですら手なずけるために自分に優しく接しなければなりません。日記を書く中で歩む、自分の考えや感情を批判することなく日々追跡し続けるというプロセスこそが、あなたの切望する癒しを与えてくれる虎の髭、つまり内なる真実という特効薬を手に入れる方法なのです。

感情と食事パターンの関係性を見つけることが、いずれは乱れた食行動に対する万能薬となるかもしれません。しかし、その万能薬を見つける過程や自分とのコミュニケーションのとり方を学ぶ過程、自分の考えや感情に注意を払うこと、食行動を敵意ではなく好奇心をもって調査すること、そして体に導きを求めることもまた大切です。物語に出てきた賢いヒーラーが知っていたように、自分のことを忍耐強く根気強く観察することで、乱れた食行動という問題を解決した後も一生付き合うことになる、内なる英知への信頼を得ることができるからです。

第19章

克服——迷宮からの脱出

乱れた食行動を克服するということは、自分という人間を丸ごとありのままに受け入れることを意味します。つまり、自分の人となりや感情、考え、そして欲望など、気に入らないものも不快なものもすべて受け入れるということです。短所だと思っていた特徴も実は長所だと気づいたり、感受性の強さも自分の美しさの一部だと認識したり、人と違うからといって孤立したり拒絶されたり孤独感を味わったりしなくてもよいのだと、自分のユニークさを大切にできるようになったりすることも含まれます。

これからお話しするハンス・クリスチャン・アンデルセンの「醜いアヒルの子」は、この自分を丸ごと受け入れるという経験をうまく描写しています。

ある夏のことでした。それは田園がとても美しい時期で、運河に囲まれた家々を太陽の光が暖かく照らしていました。そして、子どもがすっかり埋もれてしまうほどの高さまでゴボウの葉が茂っていました。そんな田園でお母さんアヒルが巣を作ったのは、まるで森の奥深くのように手つかずの寂しいところでした。最初は子どもたちが生まれてくることを楽しみにしていたのですが、とても長いこと卵を温め続けていたので嬉しさを忘れそうになっていました。

ついに、卵がひとつひとつと割れ始め、小さなアヒルの子たちがくちばしをのぞかせ始めました。お母さんアヒルは子どもたちのことが誇らしくてたまらず、他のアヒルの家族が通るたびに自分の子どもたちがどれだけかわいいかを自慢しました。

全部の卵がかえったと思ったちょうどそのとき、一番大きな卵が残っていることに気がつきました。お母さんアヒルはうんざりしてため息をつき、再び卵を温めてひなが生まれてくるのを待ちました。しばらくして年老いたアヒルが傍らを通って、大きな卵を見るなり、これは七面鳥の卵だと言いました。そしてお母さんアヒルに、その大きな卵を見捨てて自分の子どもたちに泳ぎを教えるように勧めました。

しかしお母さんアヒルは卵を温め続け、ようやく新しい命が誕生しました。「あらまぁ」とお母さんアヒルは思いました。「なんて大きくて醜い子なんでしょう。強そうな子だこと。他の子どもたちとは似ても似つかないわ。いったいこれは何なんでしょう？」

翌日、お母さんアヒルは新しい家族を連れて泳ぎに出かけました。子どもたちは水に飛び込んですいすいと泳ぎ始めました。大きくて醜い子もそうです。それを見たお母さんアヒルは思いました。「泳げるってことは、七面鳥ではないわね。他の子たちと比べたら美しくはないけれど、何か他に魅力的なところがあるはずね。私の子どもとして受け入れて、世の中のことを教えることにするわ」

しかし、他のアヒルたちはお母さんアヒルと違って、大きくて醜い子どもを受け入れてくれませんでした。噛みついたり蹴飛ばしたりつついたりして、哀れな子を情け容赦なくからかいました。醜い子の兄弟姉妹も意地悪で、いつも「お前なんか猫に食べられてしまえばいいんだよ、この醜いやつめ」と言っていました。そしてついに、醜い子がいることでいろいろなトラブルに巻き込まれていたお母さんアヒルは、この子を捨ててしまいたいと思うようになりました。

かわいそうな醜い子は、皆に拒否されることでたいそう傷き、家出することに決めました。行く当てなどありませんでしたが、とにかくみんなのいじめから解放されたい一心でした。

やがて、疲れ果てた哀れな子は、野生のアヒルたちが暮らす湿地にたどり着きました。「お前は本当に醜い子だねぇ」と彼らは言いました。「だけど、我々の家族と結婚しないという約束さえ守ってくれれば、ここにいたいだけいていいさ」。哀れな醜い子は結婚のことなど考えたこともありませんでした。

それからすぐのことでした。数羽のガチョウが湿地にやってきました。ガチョウはこの醜い子を見るなり、皮肉な口調で言いました。「お前は本当に醜いね。だけど私たちはその醜さが好きだね。私たちと一緒に隣の湿地に来ないかい？　運が良ければ結婚相手も見つかるかもしれないよ」。醜い子がどうしようか迷っていたときでした。突然銃声が鳴り響き、ガチョウたちは死んでしまいました。羽がそこら中に飛び散り、すぐに犬を連れた猟師たちが泥沼から走ってきました。

慌てふためいた醜い子は、唸り声を上げている凶暴そうな犬と鉢合わせしてしまいました。ところが、犬は醜い子を見つめただけで何の攻撃もせずに走って行ってしまいました。醜い子は安心してため息をついて思いました。「私があまりにも醜いから、犬も噛みつく気にならなかったんだろうな。醜いってことに感謝しないといけないのかもしれない」

こうして運よく逃れた醜い子は、嵐の中も走り続け、野原や草地をいくつも越えて、夕暮れ時に、建っているのがやっとというみすぼらしい小屋にたどり着きました。どんどんとひどくなっている嵐から逃れたい一心で、疲れ果てていた醜い子はその小屋に入りました。

するとそこには、おばあさんが、子どものようにかわいがっている雄猫一匹とめんどりとともに住んでいました。翌朝、醜い子に気づいた猫とめんどりが鳴き始めました。目がほとんど見えなくなっていたおばあさんは、その大きな醜い子を道に迷った太った大人のアヒルだと思いました。「あら、ちょうどいいわ。もしこのアヒルがオスじゃないなら、アヒルの卵も手に入るわね。ちょっと様子を見てみましょう」

猫はまるでこの家の主人のようにふるまっており、めんどりは女主人のようでした。そして彼らは二匹一緒に自分たちを「真実の番人」だと思っていました。ですから、醜い子が違う見方を提案すると、めんどりは冷淡になりました。

「あんたは卵が産めるのかい？」とめんどり。

「ううん」と醜い子。

「じゃあ、黙ってるんだね」とめんどりは侮辱したように言いました。

「喉を鳴らせるかね」と猫が聞きました。

「ううん」

「そうかい、それならお前の意見に価値はない」とうぬぼれた猫。

「だけど泳ぐのは大の得意だよ」と醜い子。「冷たい水にもぐるのってすごく楽しいんだよ」

「変な趣味だねぇ」とめんどり。「頭がおかしいに違いない」

「私のことがわかってないみたいだ」と醜い子。

「なんだと？　お前は自分が我々より頭がいいとでも思っているのかね？　お前は私たちの親切さに感謝して、お前にとって受け入れがたい真実でも正直に言ってくれる我々のような友達をありがたく思うべきだ」

ここもまた、自分が歓迎されるところではないと思った醜い子は、次の場所へと出発しました。秋になり、木の葉も金色や茶色に変わりました。木の葉をくるくる回していた風も冷たくなりました。ある夕暮れ時、寒くて寂しくなった醜い子が池で震えていると、茂みから鳥の大群が出てきました。なんて綺麗な鳥なのでしょう！　羽毛は眼がくらむほど真っ白で、細長い首をしていました。白鳥です。彼らは大きな鳴き声を上げ、立派な羽を広げて羽ばたいていきました。白鳥たちを見て鳴き声を聞いたとき、醜い子は今までに感じたことのない何かを感じました。一瞬しか見えなかったけれど、いつまでも白鳥のことが忘れられませんでした。

やがて、とても寒い冬がやってきました。凍えないために池を何周も泳ぎ続けなければなりませんでした。日が経つにつれて池はどんどん凍っていき、泳げるところは小さくなっていきました。そしてとうとう、疲れ果てた醜い子は倒れてしまいました。

翌朝、たまたま通りかかったお百姓が死にかけている醜い子を見つけました。彼は氷を割って醜い子を家に連れて帰り、奥さんに預けました。やがて醜い子が元気になると子どもたちは一緒に遊びたがりましたが、醜い子はいじめられるのではないかと怖くなって逃げ回りました。ミルクの入った桶、バターの入ったたらい、小麦粉のたるへと飛び回り、慌てふためいた醜い子は湿地へと飛んでいきました。

湿地では太陽が輝いていて、鳥たちはうたっているし、リンゴの木も満開でした。また春が来たのです。見るものすべてが美しく新鮮で、希望にあふれていました。

すると、奥の方から三羽の美しい白鳥が出てきました。誇らしげに羽を見せびらかすと、今までに見たことがないほど軽やかな泳ぎを披露しました。醜い子は秋に初めて白鳥を見たときと同じ感覚を抱き、決心しました。「よし、私は醜いから攻撃されてしまうかもしれないけれど、あの美しい鳥たちと一緒に泳いでみよう」

醜い子が泳いでくるのを見た白鳥たちは、悲しそうに怯えているその子に挨拶してくれました。醜い子も深々とお辞儀をしました。そのときです。水に映った自分の姿に驚きました。そこには丸々太った醜い灰色の鳥ではなく、美しい白鳥がいたのです！

白鳥たちは近寄ってきて、新しい友達をくちばしで愛撫しました。そして醜いアヒルの子はというと、いや、白鳥はというと、とてつもない喜びに満たされました。やがて子どもたちが湖にやってきてパンを投げ始めました。そして言ったのです。「見て、新しい白鳥がいるよ。とても若々しくてきれいだね」

若い白鳥の心は喜びに輝いていました。そして思いました。「醜くて軽蔑された子どもの頃には、こんなに幸せになれるなんて思いもしなかったな」

この醜いアヒルの子のように、乱れた食行動で苦しむ女性たちは、のけ者にされるのがどういうことか、嫌というほどわかっています。子どもの頃、周りの人たちとうまく交われないと感じていたり、人と違う感じがしたり、そして違うということでのけ者にされたりしていた人が多いからです。強い直観的な性質を表現することが私たちの文化で評価されていなかったため、家族ですら、ませていて好奇心旺盛で「波風を立てる」子どもたちにどう接していいかわからなかったのです。うまく交わりたいという一心で、こうした子どもたちの多くはできるだけ良い「アヒル」でいたり、人と違うところを隠したりすることでそれを乗り越えてきました。一方、理解してくれない家族に反抗してそこから逃れようとした人もいます。どちらにしろ、代償は大きいのです。自分らしさを否定してきた人は、自分の本当の感情を食べ物で押し殺したり、直観から気をそらそうとして食事制限をしたりするようになります。こっそりと反抗していた人たちは、食べ物を拒否することで怒りを表したり、命を危険にさらしたりすることもしばしばです。そしてあからさまに反抗していた人たちは、拒絶される辛さや孤独感から来る痛みが、無茶食いや食べ物に執着することでましになると思い込み、結局はその罠から抜け出せなくなってしまいます。

乱れた食行動を克服するには、自分の独自性を受け入れなければなりません。醜いアヒルの子のように自分探しの旅に出て、この世界での居場所を見つけなければなりません。アヒルでいることには何の問題もありません。しかし、本当は白鳥なのにアヒルのように振る舞おうとするのは苦しく辛いことだと思います。何をやってもしっくりこなくて、失敗したとか能力が足りないと感じてしまうでしょう。

自分探しの旅ではどんなに大きな困難があっても、アヒルの子のように辛抱強くなければなりません。虐待的な状況からは立ち去り、羞恥やあざけりの対象となるようなところにはとどまらないようにしなければなりません。猫とめんどりが自分たちの世界観が正しいと押しつけようとしたときも、アヒルの子は彼らから離れなければと感じて、その直観通りに行動しました。同じように、服従を要求してくるような人たちとは関係を持たないようにしなければなりません。認められることと引き換えに自分らしさを捨ててはいけません。ありのままの自分を見て受け入れてくれ、感情という水の奥深くまで潜って喜びを共有してくれるような人たちを見つけるまで、旅を続けなければならないのです。鏡に映る自分の美しさを見ることができるようになるまで、忍耐強く旅を続けなければなりません。

克服の迷宮を旅するうちに自分という人間の中心までたどり着くと、自分らしさを発見することができて、他人が考えるこうある**べき**という姿を手放すことができます。今まで見失っていた自分らしさや無視していた側面を取り戻し、自分の完全な姿を見つけるのです。そして次に来た道を戻り、世界の中でこの新しい自意識を組み立てていくのです。この行程を歩み始めた頃は、自分の完全なる姿を発見してより強くなったとはいえ、まだ経験も乏しく、曲がりくねった迷宮から抜け出す道のりは入ってきたときと同じくらい大変だと思えるかもしれません。たくさんのねじれや曲がり道やヘアピンカーブのせいで、状況が良くなるどころか後退して悪くなっているようにさえ感じるかもしれません。自分の期待した通りにスムーズに進めないことで失望したり、これまた期待した通りに早く「良くなって」いないことで、もどかしさを感じたりするかもしれません。

感じないようにしてきた感情に対する気づきが増えたり、怒りや悲しみや孤独といった感情の力を真っ向から受け止めて、それらを感じることができるようになったりする過程では、気分が前より悪いと**感じる**せいで、克服するどころか悪くなっているように思うこともあるでしょう。けれど実際は、前よりも**多く**感じているだけなのです。最初に表面に出てくる感情は、たいてい最も不快なもので、気づかれることや表現されることが最も必要なものです。ですから、それらの感情が表に出始めたときには、厳しく評価したり他人からの批判の対象にしたりしないようにすることが大切です。それらの感情は何よりも感じられ、受け入れられ、表現される必要があるのです。そうすることで、邪魔することなく過ぎ去ってくれます。

長い間、無茶食いや食べ物に執着することで感情を感じないようにする癖をつけてきたのであれば、ずっと押し込められていた感情が表面に出てくるにつれて、今までよりももっと過食や絶食をしたいという衝動に駆られることでしょう。そして、それをとても怖く感じて、克服のプロセスを止めたいと思ってしまうかもしれません。ですから、セラピストや支援グループなど、自分の感情が安全に表現できて尊重される関係や場所からの指導や助言を求めることをお勧めします。

感情を経験して受け入れ、安心して表現するために必要なサポートが見つけられれば、食べ物への執着や食行動が悪化することを恐れずにすみます。ときには、感情が浮上することと、その感情に対処するスキルが身に付くこととの間に「時間のずれ」を感じるかもしれません。しかし、新しい感情の扱い方を学ぶことで、過食や絶食、ダイエットや過活動の衝動が収まっていきます。

この過程で欠かせないのが、思考と行動には大きな違いがあり、両方を尊重しなければならないこと、そして変わるのには時間がかかるということを理解することです。たとえば、自分が食べ物で何をしているかをすぐに理解できても、感情面での問題への対処方法はすぐには変えられないかもしれません。感情への対処方法を変えるには時間がかかりますし、練習も必要だということを忘れないでください。「もっとよく考えないとだめだ」とか「いったい自分はどうしちゃったの?」というような厳しい自己批判は何の助けにもならず、むしろ邪魔になるだけです。新しいことを学ぶ過程でつまずいたときこそ、今までになく自分への優しさや思いやりが必要なのです。

克服のプロセスをすべて終えるためには、アヒルの子が自分の居場所を見つけるうえで、強くなって成長するために四季のすべてを費やさなければならなかったように、自己認識の段階を通り抜け、新しいスキルを学ばなければなりません。

迷宮から抜け出して乱れた食行動を克服する道中では、逆戻りしている螺旋のような道のりを歩いているような気がするかもしれません。それもいたって普通のことです。自分の考えや感情に食べることで(あるいは食べないことで)対処している瞬間に気づけるようになるまで、何度でも来た道を引き返すからです。食べ物と感情との関係についてのぼんやりとした理解は、少しずつ、乱れた食行動の引き金となる特定の出来事にも広げなければなりません。来た道を引き返すたびに、認識レベルが上がっていくのです。

まずはパターンを見つけるところから始まります。何週間か日記をつけていると、たとえば、親と電話で話した後はたいてい過食をしていると気づきます。ある程度の期間、自分の行動を観察して記録しなければわからなかったパターンです。こうして、今は何が過食の引き金になっているかがわかっているとしても、これは時間をかけてやっと認識できたことです。旅を続けるにつれ、より早く自己認識できるようになります。日記に書いているその場で、「どうして過食したかわかった。母親に腹を立てていたからだ」と気づくようになります。いずれは、感情を押し込めているその瞬間に、どんな感情を押し込めようとしているのかがわかるようになります。たとえば、母親と話した、母親の言ったことに腹を立てた、電話を切った、そして過食に至った、というつながりが見え、過食している最中に、「どうして過食しているのかがわかる。母親に腹を立てているからだ」と認識できるようになるのです。しかし、まだその場で過食をやめることはできません。動き出してしまった車輪の勢いを制しきれないからです。そこで過食をやめられないことで自分を批判するのではなく、この時点では、新しい気づきができたことを認めてあげなければなりません。

自己認識レベルを根気強く上げていくにつれ、過食をする**直前に**、過食を引き起こす感情に気づけるようになります。母親と電話で話して怒りと失望という感情を抱いた状態で電話を切る、そして食べ物に手を出している、というように、食べようとした瞬間に、食べたい理由が母親への怒りであって身体的な空腹ではないことに気づきます。いずれにしてもまだ過食することを選ぶかもしれませんが、自分が求めているのは体の栄養ではないということが完全にわかっています。

ここも自己非難をするときではありません。「私はいったい何をしているの？　お腹なんて空いてないってわかってたじゃない！」と言うのではなく、過食が始まるときに抱いていた感情が何だったのかがわかっていることを認めてあげなければなりません。自分を叱りつけるのではなく、自分がどれだけ成長したかを認識するのです。やっと、感情がわかったうえで過食をするのかしないのかを**選択**する分岐点までたどり着いたのですから。母親に対する怒りを表現するのではなく、食べることを選んだとしてもよいのです。怒りに対処するための別のスキルはまだ発達しきっていないかもしれませんが、少なくとも、自分の感情にどう対応するかを意識的に選べるところにはたどり着いているのです。

この状態からまた一歩踏み出すには時間がかかるかもしれません。感情的な理由で食べようとしていることを完全に自覚していても、「どうでもいいや。どっちにしろ食べちゃえ」と言って過食をする場面がたくさんあると思います。しかし、自分の感情を受け入れて直接的に表現する方法を学んでいけば、別の選択肢がたくさんあることにも気づき始めるでしょう。

そして、いずれ自分の感情を表現するための、食べ物以外の方法や道具を見つけられます。友達に電話をして感じていることを話したり、母親宛てに送らない手紙を書いて、そこに気持ちをぶちまけたりといったように。シャワーを浴びながら大声で悪態をついてもいいでしょう。母親に電話をかけ直し、自己主張の公式（16章参照）を使って彼女の言葉がどう気分を害したかを伝えるのもいいですね。

そして最終的には、母親と話している**間に**怒りに気づけるようになります。そうすると自分の中の小さな声が、「今何も言わなかったら、切った瞬間に過食しちゃうよ」と言ってくれるようになります。このときまでに自分の気持ちをはっきりと伝えることに慣れていたら、**その瞬間に**怒りに対処する方法を思いつくことができます。たとえば、「あのさ、お母さんが〇〇って言うと、私のことを見下して話してるような印象を受けて、腹が立つのよね」と言えるのです。

このようにすることで、過食を食い止めることができます。感情が起きた瞬間にそれを経験し、直接的に表現しているので、感情はすぐに通り過ぎていきます。つまり、もう感情を意識から追い出すために過食する必要はないのです。

迷宮から脱出して食べ物への執着から解放されつつある過程で、螺旋を後ろ向きに、あるいはただぐるぐると歩いているように感じているときには、こういったことが起こっているのです。感情を抑え込んでいることが無茶食いにつながると頭でわかるだけでは十分ではありません。チョコチップクッキーをもうひとつ、ピザをもう一切れと手を伸ばしているその瞬間に、その行動を引き起こしている感情が何なのかを特定できなければならないのです。しかし、過度なダイエットの根底にある問題を指摘できるだけではだめです。それを解決するための何かをしなければなりません。また、過食嘔吐の引き金となっている感情を特定するだけでは不十分です。本当に欲しい心の糧や安心感をもたらしてくれるような方法でその感情に対処しなければならないのです。

克服への道のりを歩み続けていると、その歩みの遅さにやる気をなくしてしまうこともあるかもしれません。自分の進歩を証明する物理的な証拠ばかり探して、外見や食行動の変化がすぐに見られないと、どこにも進んでいないように思えてしまいます。しかし、自分が達成してきたことは感情や心の領域にあって、物理的な領域にはまだ現れていないということを理解しなければなりません。物理的なものは時間とともに現れてくるのです。

ある建物が造られようとしている街の通りを歩いていると想像してみてください。毎日毎日、何カ月もの間、通り過ぎるたびに空っぽの敷地を目にします。そしてある日突然足場が組まれ、あっという間に大きなビルが建ちます。まるで一晩で建てられたかのように思えるのです。

乱れた食行動を克服するプロセスもこんなふうに進みます。長い間何も起こっていないように思えたり、何も進歩していないように思えても、実際はたくさんのことが起こっています。ただ、見えない領域で起こっているだけなのです。ビルの建設のように、準備をし、新しく長持ちする構造を支える基礎を設計したり、造ったりするには、長い時間がかかります。乱れた食行動の原因を理解することで基礎が敷けて、人生で次々とやってくるストレスに立ち向かううえでのスキルを発達させることができると、やがて食べ物との新しい関係もできてきます。

焦ってはいけません。ゆっくりと自分らしさを取り戻すことができてはじめて、体もついてくるのです。感情を認識して受け止め、表現し、いつ何を食べるか、いつ運動をして、いつ休むかなどのガイドを体に任せられるようになると、ゆっくりとではありますが着実に、自然な女性らしさを最も美しく表現できる、あるべき体重へと落ち着いていくのです。

第20章 ストーリータイム——三人の女性の物語

物語作家は神話やメタファーを使っていろいろなことを語り、シンボルを使って真実を教えてくれます。けれど、それは体についている耳だけで聴くとばかばかしく、嘘のように聞こえてしまいます。心の耳を使って聴くことで、物語が伝えようとしている内なる真実が聞こえ、非常に個人的なレベルで理解、吸収がなされるのです。物語は私たちの内なる世界、つまり私たちの神話的な現実とつながる手助けをしてくれるのです。

物語から英知を得るということは、私たちの内なる真実に語りかける、シンボルという「言語」を理解するということです。シンボルやメタファーはより深い真実を認識させてくれ、その結果、自分たちの内なる真実は表面上の現実によって曖昧にされていたり、深く切望しているものが目に見える衝動の裏に隠されていたりするということを、はっきりと理解できるようになります。そして、食べ物が心や魂の糧のメタファーであり、乱れた食行動は人からの注目や認知、愛情や評価への渇望を満たそうとする試みであると気づくことができるのです。

人生の物語は、私たちの人生そのものです。ですから、乱れた食行動を克服しようとしている女性たちにとっては、物語をもう一度見直し、自分自身や自分の行動への新しい理解でもってそれを組み立て直していくことが大切です。そうすることで、物語を話すうちに表に出てくる、細々としたことの裏側にある内なる真実の声が聴けるようになります。痩せていることへの執着やチョコレートへの飢え、そして食べ物を詰め込まなければいけないという思いが象徴しているものが垣間見えるようになります。葛藤やアイデンティティや欲望に関する悩みを、分別という硬い光の下でなく、真実を照らし出してくれる柔らかく優しい月明かりの下で話すことができるようになるのです。

これから紹介するのは、乱れた食行動を克服した三人の女性たちが語ってくれたものです。傷を負った家族や思いやりのある家族、そして大きな不幸や素晴らしい贈り物の話です。心の耳を使って聴いてください。みなさんの物語と共鳴するところがあるかもしれません。

この女性は当時三十代前半で、今はセラピストとして働いていています。彼女は、人から認められ、受け入れられることに関して長い間悩んでいました。醜いアヒルの子と違って、彼女が子どもながらに感じていた「人と違うところ」はそれほど不可解なものではありませんでした。というのも、彼女は自分が養子であることを隠さずに伝えられていたからです。彼女は自分が「特別な」子で、新しい家族の一員に「選ばれた」のだと常々言われていました。しかしこれには、何か立派なことを成し遂げることでしか、お母さんには自分は特別だとは見なされないというメッセージが含まれていることを、彼女は幼いながらに理解していました。ただ彼女が彼女らしく存在することによってではなく、何かをすることで特別さが保てるのだと。

彼女は競泳選手になり、州のチャンピオンになりました。しかし、彼女はプールで緊張を取り除くために吐き、勝利の邪魔になる感情を打ち消すために吐き、母親が乳がんと診断されたことに関する思いや、どんなに頑張っても十分ではなく、母親を満足させられるほど特別にはなれないといった気持ちから気をそらすために吐く、ということを学んでしまいました。

「私が14歳の頃からずっと、母はいつ死んでもおかしくない状態でした。だから彼女に対する怒りも表せないでいました。怒るなんてできなかったんです！　いつも『病気でかわいそうなお母さん。私が本当は何を考えて何を感じているのかなんて、伝えちゃだめ。明日死んじゃうかもしれないんだから』って思っていました。ずっとそう思いながら生きていかないといけなかったんです」

競泳選手として奨学金をもらい、大学に行くために家を出たとき、それまではたまにしかしていなかった過食嘔吐が本格的な摂食障害へと移行してしまいました。

「最初はすごく自由な感じがしました。やっとなりたい人間になれるって。でもどうしたらいいかわからなかったんです。どうしたら自分自身になれるかわかりませんでした」

本当の自分をどこで探したらよいのかわからなかった彼女は、外見ばかりを気にして、体重に執着するようになりました。

「当時たったの五十二キロしかなかったけれど、少しでも体重を落とすために、狂ったようにすごいピッチで運動しないと気がすみませんでした。漠然と、何かを食い止めないといけないような気がしていて。もし何もせずに自然に任せていたら、悪いことが襲いかかってくるんじゃないかって」

後に彼女は、この曖昧だった「何か」が、自分の女性としてのセクシュアリティだったということに気づきました。そのときの彼女にとって、怖くてどうしていいかわからなかった強い直観をコントロールする唯一の方法が、絶食することだったのです。

「すごく強い衝動がありました。イケメンを見るたびにセックスしたかった。でも何より興味があったのは、力を感じることでした。いろんなことがどういうわけか歪んでいたんだと思います。自分のセクシュアリティで、誰かを『ものにできる』っていうイメージがありました。男みたいになろうとしていたのかもしれません。セクシュアリティを使って力を手に入れて、誰かに勝とうって。それで本当に、こんなの『大したこと』じゃないってふりをして、信じられないくらい多くの人に面白半分に手を出したり、セックスについて話したりしました。それが男たちを無力にする方法だったし、自分がまるで『単なる男の中の一人』であるかのように彼らとつるんでいる気分を味わう方法でもありました。そして、性的に荒れだすと摂食障害はもっとひどくなりました」

「女子学生クラブじゃなくて男子学生クラブの勧誘をした、初めての女性にもなりました。力というものはどちらかというと男性のものだと思っていたし、力のあるところに行きたくて、自分の女性らしさを全部否定しました。でもそれは自分を丸ごと否定するっていうことで、自分をひどく傷つけただけでした」

彼女はうつの暗闇に落ち込んでしまいました。自分探しの旅に出たものの、迷子になってしまったのです。彼女を導いてくれる月明かりはなく、自分の女性らしさを尊重する術もないまま、何かをすること、成し遂げること、競争すること、成功することといった男性的な性質を強調するうちに、女性らしさはその陰に隠されてしまったのです。「他人を支配する力」だけが、彼女が認識できる唯一の力でした。

絶望していた彼女はセラピストに助けを求め、迷宮への旅を始めました。彼女は自分の食べ物との葛藤を次のように理解するようになりました。

「母親との間の身動きの取れない親子関係と関係があったんです。荒れた行動は、大嫌いだった女性らしさから逃れようとしていたからでした。女性である母にものすごい怒りを感じていたから、絶対、彼女みたいになりたくないと思っていたんです。母は私を支配していたし、意地悪で、当時は彼女と縁が切りたくてしょうがありませんでした。愛情を見せてきても、私が反応するとすぐに取り上げたし、いつも、自分から彼女に近寄ろうものなら、お尻を蹴飛ばされるんじゃないかと感じてもいました。だから、彼女が満足してくれるくらい良い子になるにはどうすればいいのか、すごく一生懸命考えました。でも、十分なんてこと、あり得なかったんです。決して、ただの一度も。母が私を信じてくれているように感じたこともありませんでした。尊重してくれているように感じたことも。だから、あんなに女性らしさに反抗するかのように荒れていたんだと思います」

克服への道のりを歩き続けるうちに、それまで無視して見失っていた自分の一部を取り戻した彼女は、ついに彼女という人間の最も奥底の暗闇へと下りていく時を迎えました。

「近親相姦の経験についてセラピーを始めたんです。私が九歳、十歳、十一歳のとき、兄は高校生でした。思春期を迎えた頃で、友達のいなかった兄は私を性の対象にしたんです。その何年もの間ずっとすごい怒りを抱えていて、私が十二歳になって怒りをぶちまけると、やっとやめてくれました。その一年後に摂食障害を発症したっていうのは興味深いですよね。兄との近親相姦のことはずっと心の奥に引っかかってて、消えることはありませんでした。でもセラピーを始めるまで誰にも話さなかった。いずれ兄は自分のしたことを全部認めて、私のセラピー費用を払ってくれましたけど」

迷宮への入り口と出口を行きつ戻りつするうちに、彼女はメタファーという言語を学びました。

「私の摂食障害は、私に何かを伝えるためにあるんだって思えるようになりました。吐くたびに何か言わなきゃいけないことがあるんだってわかるようになったんです。でも、何をどう言っていいのか、言葉を見つけられませんでした。それも貴重な経験でしたけどね。家を行ったり来たりしたり、立ち尽くしたりしながら、『OK、何か言わなきゃいけないのはわかってる。でも何を？』って考えてたのを覚えてます。声に出しながら家を行ったり来たりして、見つかるまでずっとそうやってました」

「そして、過食するのはいつも甘いもので、アイスクリームやケーキ、クッキーだって気づきました。甘くてクリーミーなもの。私が欲しかったけど手に入れられなかった、スイートで（優しくて）、慈しみ育ててくれるようなお母さんのシンボルね」

そして彼女は自分の体に耳を傾け、心を落ち着かせるようになりました。

「意識しながら食べるってことを学びました。体に今何が起こっているか尋ねたり、ゆっくりしたり、とにかく意識すること。前はいつも走り回っていましたからね。瞑想も始めました。それまでは心が穏やかな状態なんて信じられなかった！　人生で一度も心が穏やかだったことがなかったから。常に自分を非難してたんです。『たった今スーパーに行ってアイスを買ったなんて信じられない。やらないって言ったじゃない！』って。瞑想を学び始めたときは、まるで天国の一かけらをもらったみたいな感じがしました。そしてそれは、パイやケーキを一切れ食べるよりずっと満足できるものでした」

「女性らしさや、ただ存在して感じるという静けさの中にも強さがある、という女神の観念にも興味を持つようになりました。前はいつも何かをしてないと、競争をしていないと気がすまなかった。競争心がむき出しだったんです」

自分の直観的で感情的で敏感な部分を認められるにつれ、彼女は、感情をあらわにせず、現実的で秩序立った直線的な生き方を心がけていた母親との葛藤に注意を向けられるようになりました。

「もちろん、母親との関係を修復するのは骨の折れる作業でしたよ。母が私を否定したりコントロールしたりしているように感じるたびに、自分をはっきりと主張して立ち向かう必要がありました。『壊れたレコード』のテクニックを何度も繰り返し使わないといけませんでした。そして癌と十七年戦って、死ぬ三年前に母はやっとこう言ったんです。『もうあなたのことは心配しないわ』。それは母が私にくれた一番の贈り物でした。そして私は、自分が抱いていた怒りは全部そこから来ていたんだ、と気づいたんです。母は、私が自分と違うやり方をするから私のことを信用していなかったんです。だから私のことを守らないといけないと感じていて、私が自分のやり方をすると怒っていたんです」

乱れた食行動を克服する道のりで、彼女は自分の女性らしさを尊重して大切にし、セクシュアリティを認めて受け入れ、自分の体に耳を傾け、兄と母との問題を解決することで、本当の自分自身を見つけました。

「こうしてやり遂げました！　七年前にやっと問題を解決して、もうほとんどそれっきり、前の状態に戻ることもありません」

「完全に克服したって実感しています。というのも、最近母が亡くなったとき、前みたいに食べ物を使って感情をブロックしなかったからです。食べ物は意識的に使いました。彼女がよくクッキーとかいろんなものを焼いていたのを思い出して、チョコチップクッキーを食べたり。でも食べ物との関係で絶望していたり、おかしくなったりしていた頃のようにはなりませんでした。母の死にはたくさんの感情を抱いたし、制御不能になるんじゃないかって思ったけど、それは極めて普通のことだってわかっていましたからね。前だったら、ストレスになるようなことが起こったら、対処すべきことに立ち向かわないで、食べ物を使って無意識の世界に逃げ込んでいたと思います。私にとっては、感情を否定するために食べ物を使うのではなく、感情と直接向き合えたっていうのは、大勝利でした」

◆　◆　◆

二人目は、今ではお母さんになっている女性です。彼女は命を危険にさらすことになった、何と名づけてよいかもわからない飢えについて、また、他人からの注目や認知、評価への切望について語ってくれました。

「私の家族はそれぞれが別々の生き方をしていたので、私はいつも家で一人でした。自分の部屋でテレビを見ていたりしたものです。両親と一緒に何かをした記憶もあまりありません。一緒に家にいたところや、私に何か聞いてきた姿も想像できません。私はきっといつも寂しかったんでしょうね。でも慣れていました。唯一親しく感じていたのは、一歳年上の兄でした。いつも何でも話していました」

まだ小さかった頃から、彼女は音楽が大好きになりました。

「近所の人にピアノを借りて、独学で学びました。私がベビーシッターをしていた家庭にピアノがあるときとか、弾けるときはいつでも弾きました。ときどき、夜に教会に行って、ヘッドホンをして好きな曲を覚えるまで何度も何度も聴いたこともありました」

「ある日、学校のバンドのクラスでフルートを渡されました。とても良いフルートでした。百ドルはするに違いない！　と思っていたのを覚えています。部屋で練習を重ねるにつれてどんどん上達して、誰かに聞いてほしくて大きな音で吹くようになりました。あるとき母親が『ドアを閉めなさい！』と叫ぶまでは」

裸の王様に出てきた子どものように、彼女はとても感受性の強い子どもでした。しかし、彼女の見方は決して認知されることも評価されることもありませんでした。そのため、彼女は自分はどこかおかしいのだと思ったのです。彼女の考え方や感じ方のほうが変なのではないかと。

「私はいつも人とはずれていて交われない変人だと思っていました。両親は良い人だったし、幸せそうに見えました。私が悪いなんて一度も言ったことはありません。だけど私はいつも、家族の中で何かがうまくいっていないと感じていたんです。父親は静かな人でしたけど気分屋で、でも私の乱れた食行動の原因になる何かをしたり言ったりしたという記憶はありません。両親は、いつも自分たちは何もしていないと言ってましたし、彼らの言う通りです。何もしなかったのです。ポイントはそこだと思います」

「ただなんとなく、何かがうまくいっていないように思えました。ほんの数年前、私の食行動がおかしくなった頃に私の妹が十代の男の子に乱暴されていたことを知ったんです。両親が知っていたかはわかりませんが、敏感だった私は何かを感じ取っていたんでしょうね」

「学校では、他の子たちとどこか違うような感じがしていて、私に起こることはすべて悲劇のように感じていました。初日に廊下で迷うといった普通に起こるようなことでも、パニックを起こしていたほどです。自分が普通じゃないってことが、ただ漠然とわかっていました。とても恥ずかしがりで、学習障害も少しあったんだと思います」

「中学では、自分の小さな世界に住んでいるような感じがしていました。『私は変だ』と考えていた記憶ばかりです。恥ずかしがり屋すぎたし、誰かとつるむことで危険な目に遭いたくなかったので、学校で人気者になることもありませんでした。自分に意地悪な子にも優しくしていました」

どこにも居場所がないように感じていたことで、彼女の孤独感はますます大きくなっていきました。そして体が女性らしくなり始めた頃、唯一感じていた親しい関係も失ってしまったのです。

「私と兄が疎遠になり始めたのは思春期の頃です。十三歳くらいの頃、父親が兄に局部サポーターを、母親が私にブラを買いに行かなければならなかったことを覚えています。私たちはお互いに見せ合って笑ったりしていました。一緒に遅くまで起きてよくビデオを見たり、話したり、シリアルを食べたりしていました。母親も父親も気にしませんでしたからね。起きていたいだけ起きていられました」

「でも、それからいろいろなことが変わりました。兄に友達ができて、私はその人たちといると自分が変人であるかのように感じました。兄とはまだ一緒に時間を過ごしていたけれど、あまりしゃべらなくなりました。映画やショッピングに行っても同じでした」

「私の摂食障害が始まったのはちょうどその頃です。私のことだからきっとテレビで見聞きしたことがあったんでしょう。『Fame（名声）という番組を見ていたのですが、それに出ていた女の子が摂食障害で、皆に注目されていたのを覚えています。最初はただ食べるのをやめただけでした。もともと細かったけれど、もっともっと、できるだけ細くなりたかったんです。皆に私は病気だと知ってほしかったんです」

必要としていた注目を得ることができず、どうやったら注目してもらえるかもわからず、彼女は必死でした。

「二年くらい、自分を飢えさせていました。ある日、学校から歩いて帰ってきてベッドで意識を失うまでは、誰からも注目してもらえませんでしたけどね。その日、学校の友達二人が私の母に電話をして、私が食べていないから病気だと言ったみたいで、それを聞いた母が私に話をしようと部屋に来たんです。大丈夫かと質問しても答えなかったので、私の鼻の下に手をかざしてみて、息をしていないことに気づいたらしいです。母はパニックになって救急車を呼びました。心肺停止で、父が心臓マッサージをしないといけなかったそうです」

「しばらく入院した後に精神科に移されました。両親もよく来てくれて、『やっと注目してもらえた』と感じてとても良い気分でした。スタッフが入れ代わり立ち代わりいろんな質問をしてきたけど、ほとんど意味はありませんでした。というのも、私は病気になろうとしていることがばれないように、病気になろうとしていたからです。だから質問に正直に答えなかったんです。何回か家族セラピーのために家族全員が来たこともありましたが、何の進展もありませんでした。体重を増やすだけ増やすと、病院から放り出されました」

そして彼女は、それが運命だったかのように、恋に落ちました。

「退院して間もない頃、デイビスという男性と出会いました。私より二歳年上です。私たちの関係では、デイビスがいつもボスで、私は彼がしてほしいことを何でもしました、だけどそういう関係が、そのとき私が必要としていたものだったんです。彼はいつも私にたくさん注目してくれました」

しかし、それから二人は幸せに暮らしましたとさ、とはいかず、彼女は親密な関係がもたらす対立やいろいろな感情に対処する準備がまだできていない、と感じ始めたのです。

「そこで私は拒食を諦め、過食症になりました。吐く癖をつけたんです。私の生き方そのもののようでした。感情にどう対処していいかわかりませんでしたし、お腹が空いたときに食べて、いっぱいになったらやめるというのも、どうやったらいいかわかりませんでした。

デイビスと初めてのセックスをしたんですけど、彼としかそんなことをする気にはならなかったにもかかわらず、自分がセクシュアルであることを不快に感じたんです。その頃の私の摂食障害は、不快感を抱くすべてをブロックするためのもので、セックスもそのひとつだったんだと思います」

デイビスが軍隊に入隊したとき、彼女は学校をやめて彼と結婚し、小さな町へ引っ越しました。お兄さんが交通事故で亡くなったという知らせを聞いたのはその頃でした。

「自制心を失ってしまいました。泣いて叫んで、ただただ信じられませんでした」

しかし、彼女は葬儀のために実家に帰ったときには「いたって元気」なふりをして、泣きもしませんでした。自分の敏感さを信用しないように、そして感情は否定するようにと学んでしまっていたからです。苦しみも、何とも思わなくする術を身に付けてしまっていました。彼女はお兄さんについて一切話さなくなり、名前を口にすることすらしなくなりました。

それからすぐ子どもができて、どんどんうつ状態がひどくなっていきました。何も感じず、麻痺していました。悲しみも、怒りも感じませんでした。喜びも楽しみも愛も感じませんでした。

すっかり憔悴していたのです。

「遅くまで起きて家を掃除したり洗い物をしたり、それでも眠りにつくことができなかったんです。ただただ疲れ果てていました。助けてくれる人は誰もいなかったし、おかしくなりそうでした。疲れすぎて死ぬんじゃないかと思ったけど、家族に言うこともできませんでした。どうせ注目されたいだけだ、と言って、信じてくれないだろうと思って」

「安心感を得るために、今度は吐くためだけに食べるようになりました。前みたいにお腹がいっぱいになったら吐くのではなく、吐くために食べたんです。デイビスが過食症のことを知ることはありませんでした。決して。六年も結婚していたのにね。ずっと隠していました」

彼女にとっての克服の第一歩は、真実を話すことでした。言葉にできないことをどうにかして話せるように言葉を探すところから始まったと言います。

「ある朝、デイビスと一緒に散歩していたときなんですけど、何かが起こったんです。話しているのが自分じゃないような気がして。自分の声が聞こえるんだけど自分じゃないような。それで唐突に言ったんです。『助けが必要だと思う』って。彼は、『どういうこと？』と尋ねました。そして私は、『食べることに関して。私まだ病気なのよ』と答えました。『食べることって？　食べてないの？』と彼。『食べすぎて吐くのよ』。自分でも言えたことが信じられなかった！　散歩の間、彼はいろんな質問をしてきて、私は自動操縦装置みたいに全部答えました。彼に話しちゃったらもう助けを求めに行かざるを得ないってわかっていたんです」

こうして彼女は自分自身を取り戻す旅を始めました。自分の直観や敏感さをより深く理解し受け入れることで、人生の物語を見直していきました。

「セラピストに自分が変だと感じていた理由や、普通の人にはなれないと思っていた理由を、こういう見方をしたから、こういう感じ方をしたから、と、ひとつ残らず全部話しました。そしてひとつひとつ説明がついていくにつれて、自分は変人でもないし受け入れられないような人間でもないということに気がつきました。自分が摂食障害持ちだということはわかっていたけれど、家族は普通だったし、こんなふうになる理由はないと思っていたんです」

自分を受け入れられるようになったことで、彼女は自分の歌、つまり自分の真実をうたった美しい歌をうたえるようになりました。

「デイビスにいろいろと話し始めたんですけど、それもよかったと思います。彼は寛大で誠実でした。私が自分の思いを伝えられずに苦しんでいるときでも、彼はただ聞いていてくれたり、『あぁ、そういうことか。わかったよ。僕に何ができる?』と、いろいろな質問をしてくれました。私は彼を傷つけずに、嫌だと感じたことを全部正直に説明できるようにならないといけませんでした。私がちゃんとかまってなかったから娘に発達障害があるんじゃないかという思いや、自分の子ども時代が普通以上に問題だらけだったことに関する怒りを表現しないといけませんでした。ときどき、彼が正しくないと思ったときにはきちんと立ち向かう必要もありました」

克服への旅路を進むにつれ、抑え込んでいた感情や解決しなければならない問題を特定できずに挫折しそうになったこともありました。それでも彼女は根気強く、一歩ずつ進んでいったのです。

「セラピーを始めたばかりの頃は、とても怖かった。自分が嫌だと感じていることを全部見つけるなんてどうやればいいの？って。とても大きな荷物を抱えているような気がしました。ありとあらゆる問題があったし、座ってゆっくり考えるなんてことをしたら、問題の多さに圧倒されてしまうと感じました。何かがおかしいってどうやったらわかるの？嫌なことは山ほどあるのに、って思っていました。でも今は、おかしいことや間違ったことを考えるのは大したことじゃありません。昔の感情は全部対処ずみだし、崩さなきゃいけない問題の山もありませんからね。これを解決したら次の問題が出てきて、またさらにもうひとつ出てくるんじゃないかっていう心配もありません。今はただ、何か悩みが出てきたら先延ばしにしないで早めに芽を摘むだけです」

彼女はこうして自分の直観を信じ、感情が運んできてくれる英知という真珠を受け取れるようになりました。

「自分や他人に対する見方や感じ方も信じることができるようになりました。もう自分自身のことや自分の感覚や予感、そしてどんな感情も疑いません。私はずっと正しかったから、それらを信用しても大丈夫だってわかります。知らないふりをして自分の知っていることから気をそらしたり、自分が間違っていると思い込ませたりするために食べ物に頼る必要もありません。無意識に一日を過ごすこともありません。私の感覚は起きていて、他人が私に言っていることをちゃんと聞いています。私の敏感さは強みなんです。だからその敏感さを、私のことを気にかけていない人から距離を置くのに使えます」

「誰かが『あなたは敏感すぎる』っていうときには、たいていその人たちは、私の洞察力が鋭くて、図星をつかれてイライラしているんだということがわかったんです。敏感すぎるとしてもかまいません。その敏感さが役に立つこともたくさんありますからね。自分の敏感さを尊重できているので、誰かにそれを非難されても気にしません。『敏感すぎ』と言われても平気です。私は敏感だし、私を守ってくれて正直にさせてくれる敏感さを誇りに思っていますからね」

「私の感情はすべて私のものなんだからOKだということも学びました。感情をコントロールすることはできません。ただ感じて、表現するだけです。自分らしさを認め、境界線を引き、はっきり主張することもできるようになりました。簡単そうに聞こえるかもしれませんけど、努力と時間はたくさんかかりましたよ」

自分自身の中心に下りていってまた世界へと浮上する道を見つけるにあたって、彼女にとっては日記が信頼できる仲間だったそうです。

「日記をつけていると、いろんな意味で自分の感情に気づけたし、自分自身を意識することもできました。日記を書いていると、考えていることや感じていることに集中できるんです。それまでの生き方は自分らしさとはかけ離れていたことにも気づきました。自分自身と全然つながっていなかったんです。意識もできていませんでした。言葉で説明するのは難しいですが、どういうわけか、内なる声や内なる知識に耳を傾けずに、行動し、考え、感じるというふうに条件づけられてしまったんです。どういうわけか、自分という人間や自分の望みを考慮せずに行動し、食べては吐いていたんです」

「日記を書くことで、考えていることや感じていることに気を配る練習ができました。たとえば、子どもの頃どれだけ愛情を注いでもらえなくて悲しかったか、と書いていたときには悲しくなって、ああ、こういう気持ちが悲しいっていう気持ちなんだなってわかったんです。ストレスが溜まっていたときには、ケーキやピザを食べに行くんじゃなくて、ストレスが溜まっている感じについて書いたこともありました。ピザは自分にとって大きなテーマでした。ピザが欲しくてたまらないときは、たくさん注目してほしいときだったんです」

体の感覚に気を配ることで、彼女は体の内なる英知にも気づけるようになりました。

「二口食べて体の調子をチェックして、胃がまだ食べ続けてって言うまで待つことで、体の飢えを見つけられるようになりました。胃からのメッセージを待てるなんて、これは私にとってとても大きな気づきでした。初めてこれを感じたときのことをまだ覚えていますよ。グーグー鳴るような大きな感覚ではなくて、ほんの小さな感覚でした。今はもう、胃が『お腹すいたよ』と言ってきてもストレスを感じません。『ああ、どうしよう。もうすぐ食べなきゃ』といつも心配する必要もないんです。食事を楽しめるし、食事は単なる食事で、普通の日課と同じです」

「まだ、お腹が空いていないときに食べ物のことを考え始めることもあります。でもそんなときに私がするのは、『ちょっと待って。お腹がグーグーいっているわけじゃないし、どうして食べ物のことを考えてるんだろう？』と自問することだけです。するとすぐに、何か別のことが起こっていると気づきます。感情的に飢えているだけで、体がお腹を空かしているんじゃないなって」

自分自身、体、そして感情に新たな自信を得た彼女は学業に戻り、高校課程終了認定証を取得して、乱れた食行動で苦しむ女性たちのための自助グループにも参加しました。そこでやっと、他人に拒絶されることへの恐れについて話せたそうです。

「グループに参加し始めたばかりのときはとても怖かったです。私はあまり社交的じゃないし、人と話すことに慣れていなかったからです。話せるようになるまで六カ月かかりました。でもいざ話してみると、私のことを笑う人なんていなかったんです。私がこういう話し方をするからといって、馬鹿にされることもありませんでした。自分で自分の話し方は変だ、話が長い、馬鹿げたことしか話さないって思い込んでいただけだったんですね。ただ毎日自分にそう言い聞かせていただけだったんです。ひどい話ですよね。グループに参加することで、私って結構クールかもって思えるようになりました」

迷宮からの出口に向かうにつれ、彼女はこう思うようになりました。

『セラピーを始めて、食べ物に頼らない方法を学んでる。それはいいけど』って。でもまだ、ときどき吐いていたんです。だから決めました。『吐くのをやめるためのモチベーションを見つけなきゃ』って。その頃は、グループで何か別のやり方を学んでも、家に帰ったらどちみち吐くってことがありました。もう長いことやっていたから、吐くのをやめるのは怖かったです。だから期限を決めることにしたんです。十代の頃はそういうやり方が一番効果的だったので。といっても、その頃期限を設けていたのは、『この日までに○○キロ痩せる』っていうことでしたけどね。でも今は、新しいスキルが身に付いたので、期限を決めるっていうアプローチを違う目的に使えるようになりました」

「一月一日の零時一分に決めました。この日までもあんまり吐くことはなかったけど、自分に『もうこれで終わり』って言い聞かせて、最後、二十三時五十九分にキャンディを吐いて終わり。それで終わりにしたんです」

「それから座って日記を書きました。全部一人でやったことです。誰も私がこの秘密のプロジェクトをやってるなんて知りませんでした。今までずっと人のために生きてきたけど、これは自分のためにやったんです。自分だけの特別な儀式みたいな感じでしたね。自分のためにそうやったし、誰かに言う必要もありませんでした」

彼女は食べ物への渇望の正体を見破る術と、その渇望が運んでくるメッセージを解読する方法を見つけたのです。

「学業に戻る頃には、お腹が空いていないときにも食べることがあると気づき始めました。

当時、四つの食べ物が全部一度に欲しくなって、同時にその全部の欲を満たそうとしたりしていました。それでこれは後から気づいたことなんですけど、ちょうどその頃、専業主婦になってフルタイムで子育てをしたいか、大学に行きたいか、働きたいか、子どもがもう一人欲しいか、と迷っていたんです。四つの選択肢に四つの食べ物。どれを食べるか決めようとしていたのは、本当はどう生きるかを決めようとしていたことの表れだったんですね。それで、自分で決める術はもう身に付いているっていうことがわかったんです！」

こうして彼女は迷宮から脱出して、短期大学に入学しました。克服への道のりで、彼女は自分自身に対する新しい見方を見つけました。自分の奥深くにある思考や感情、欲望を尊重できるような見方です。そして、それまでずっと渇望していた注目も見つけました。

「毎日、自分とはどういう人間なのかに注目しながら生きています。自分の好きなものを見つけたり。他の人が自分のことをどう思うかは気にしません。自分に集中すると同時に、他人に気を配ることができるようになりました」

「食べ物は本当に無関係です。今までは、自分が本当に欲しいものについて考える時間も持ったことがありませんでした。前みたいにケーキが欲しいって考えることもあるけど、本当は違うんですよね。そういうときはたいてい、ハグしてもらいたいんです。今はこうしてはっきりと違いがわかるようになりました」

◈　◈　◈

次に紹介する三人目の女性は、広報と通信関連の仕事に就いている人です。第10章に出てきたお姫様と女神の物語のような話をしてくれました。彼女は十二歳のときに母親を失くしました。亡くしたのではなく、アルコールで失くしたのです。

「母親がアルコール依存症になったとき、私は簡単に言ってしまえば、精神的な成長が止まりました。その頃までは本当に幸せな子どもでした。ませていて頭も良くて、自分で頭が良いってこともわかっていました。外見や身なりもとても気にしていたけど、問題ではありませんでした」

「母親がお酒を飲むようになって、私に暴力を振るうようになったんです。自分の感情にどう対処していいかわからなかった彼女は、怒りを全部私にぶつけてきました。夕食のときに毎晩飲んで、日替わりのこだわりを武器に攻撃してきました。たとえば、その日の彼女のこだわりが文法だったら、私が何か間違った文法で話したから暴力を振るうとか、そんな感じです。四時までに帰ってこなかったからって怒ったりすることもありました。いつもどうでもいいことで怒っていました。宿題をやってないとかじゃなくて、私が言ったことや、笑顔を見せなかったとか握手のやり方が間違っていたとか、とにかく重箱の隅をつつくようなことばかりでした。一晩中何かに執着して、家中、部屋から部屋へと狂ったような表情で私のことを追いかけてきました。私はふだんとてもおとなしかったけれど、彼女は私が怒って爆発して叫び返すまで暴れ続けました」

これはおとぎ話の終わりでした。彼女のお母さんはもう以前の優しくて愛情たっぷりの女王様ではなくなり、彼女ももうお姫様ではなくなってしまったのです。

「彼女にとっては、私が言うことなすことすべてが気に食わなかったんです。彼女には理想の娘像があって、私はそれに似ても似つかなかったからです。ものすごい努力をして理想を叶えようとすればできたけど、ありのままの私は受けて入れてもらえませんでした」

彼女は、かつては愛情たっぷりだった母親を失くした悲しみを和らげるために、食べ物を使い始めました。

「キッチンに行って、砂糖とレモンジュースとホイップクリームというめちゃくちゃな混ぜ合わせを作ったり、たくさんの食べ物をこそこそとベッドルームに持って上がったりしたことを覚えてます」

彼女は家族の中で一人ぼっちに感じていて、この状況に怒りを表すことについても、責められたり恥をかかされたりしていました。

「母は私の兄弟には決してそんな扱いはしませんでした。父にはときどきそんなことをしたけど、不機嫌な態度をとったりと、受動的に攻撃するだけでした。でも私にはあからさまでした。みんな彼女が私をターゲットにしている、攻撃しているってわかっていたのに、誰も『お母さん、やりすぎだよ』とか『メアリー、やりすぎだよ』とは言ってくれませんでした。だから私が我慢できなくなって爆発するまで母の攻撃は続きました。それで私が怒ると、『ほら、また出た。お前は制御不能だ』って、みんなして言いました」

「こうして私は自分の怒りに恐れを感じるようになりました。どうやって表現すればいいのか教えられなかったから。周囲の人たちはいつも私が優しくて静かな人だって言ってたけど、私は、『私のことを知らないだけだ。本当は切腹できるほどなんだから』って思っていました」

裸の王様に出てきた子どもと違って、彼女が真実を話そうとしても、父親にも兄弟にも聞いてもらえませんでした。

「私はいつも『こんなのおかしい！　お母さんは酔っぱらってる。制御不能なのはあんただ』って言ってたけど、家族は『これが現状なんだ。我慢しろ』って言ってたんです。私はとても敏感だったので、何かがおかしいってこともわかっていたし、自分の家族はめちゃくちゃで、私のことを傷つけているって感じていました。でも口に出そうとすると、みんなして私が問題を起こしていると責めました。だから、誰も私のことを正しいとは思ってくれないと悟ったんです」

「それで、いろんなことを無視するために食べ物を使いました。食べ物とテレビが私の薬みたいなものだったんです。ポテトチップスとかピザみたいなジャンクフードを手にしてテレビの前に座るというのが私のパターンで、それが唯一の平和を感じる方法だったんです。いつもジャンクフードでした。そして高校生のときは、今度は全く逆で、食べなくなりました」

彼女は、十分良い子ではないことで感じる痛みや恥の気持ちを感じないようにしようと、自分を飢えさせ始めたのです。

「子どものときは健康的な体重だったけど、ティーンエージャーの頃はとても痩せていました。朝食は食べませんでした。昼食も食べませんでした。昼食を摂るとしてもドレッシングなしのサラダで、家に帰って夜に過食していました。食事制限をしていたときは特に、外見やサイズに執着していました。誰かと比較するゲームをやっていたようなものです。私の行っていた高校は競争の激しいところでした。対人的なプレッシャーもすごくて、それもあってか私もすぐに比較ゲームに名乗りを上げたんです。十分痩せているってことは絶対にありませんでした。私は運動が好きで、走ったりして、とても活動的でした。それでも自分がとんでもなく巨大なように感じていました」

そして彼女は大学に進学しました。

「まあまあよくやってました。体重もキープしていましたし。母親から離れたのがよかったんだと思います」

ところが、十分でないと感じている自分自身の一部からは逃れることができませんでした。

「キャリアを積み始めたのとほぼ同時に無茶食いをするようになりました。高校や大学で一生懸命勉強しなかったから、十分賢くないって感じていたんです。自分を馬鹿だと思っていました。周りは皆成績が良かったのに、私はぎりぎりで単位をもらった感じだったし。だから自分の知能をすごく疑っていました。GPA三・〇（四・〇点満点の成績評価）を恥ずかしく思ったままの状態で仕事の世界に出ていくことになりました。これは私にとってはとてつもない恥で、劣等感を抱いていました。それで無茶食いをするようになって、どんどんエスカレートしました。何かが欠けているような感じに対処するために、食べ物に執着したんです」

「一年くらい働いてから、大学院に行くことにしました。地域で一番のコミュニケーションスクールを選んで、過去の過ちを埋め合わせるために完璧になろうと固く決心していました。無茶食いが一番ひどくなったのはその頃です」

「本当は怖かったし怖気づいていたんですけど、表面的な見た目をうまく整えれば、ある程度成功できるってことに気づいたんです。だから周りには、自信を持っていて有能な印象を与えるようにしました。こうして外面に頼るようになったんです。いい感じに、いやそれ以上に、一流の成功者のように見せるプロになりました。こうして私の内側と外側は一致しなくなっていきました。自信あふれる外見とはかけ離れた内気さや不安を感じないようにするために、食べ物に執着したんです」

外の世界に自分の一面だけを見せようとすればするほど、影の側面、つまり、冥界に閉じ込められ無視されている劣等感や恥、痛みは手に負えなくなっていきました。影の姉妹は自分も見られたいという一心で力を増し、彼女の人生を奪いかねないほどでした。彼女は必死にそれを食い止めようとしました。

「こっそりスーパーやマクドナルドに行っていました。ある夜遅く、ソファに寝っ転がっていたとき、マクドナルドのキャラメルサンデーが欲しくてたまらなくなって悶えていたのを覚えています。私の住んでいたエリアはあまり安全じゃなかったのに、それでも車で、町で一番危険なところに行ったんです。そこが一番近いマクドナルドのある場所だったから。フライドポテトとサンデーを買いました。それが狂ったような行動の始まりでした。家に帰ってきても、制御不能でどう止めたらいいのかわからないって感じたのを覚えています」

「食べる量はあっという間に増えました。空腹感なんて考えはありませんでした。ありとあらゆる感覚を失っていて、それでもなお、全部手にしているかのようなふりをして歩き回っていました。自分に与えていたストレスは相当なもので、やっと大学のカウンセリングセンターに助けを求めました」

「最初は食べ物のことは話さなかったけれど、それが克服の旅の始まりです。母親のアルコール依存で自分が深く傷ついていたことに気づき始めました。自尊心が低いとか十分でないと感じているとか、アルコール依存の親を持ったアダルトチャイルドに共通する、うんざりするくらい長い特徴について見ていく間、無茶食いはずっと続いていました」

「大学院を卒業して、とても高くついた修士号を手に、また仕事に戻りました。でもそこから生まれた罪悪感はとてつもないものでした。自分の価値や自尊心をキャリアから得ようと決心していたからです。この間、私の食行動はどんどん悪化して、コンスタントに過食するようになりました。お酒は飲むし、たばこも吸っていました。でも、アルコール以上にコントロールできなかったのは食べ物でした。アルコールはコントロールできていました」

「大学院を卒業してからもセラピーは続けました。といっても、仕事でのイライラをどうにかするためと、両親の猛反対を押し切って夫と結婚するためでしたけど。両親の猛反対は、彼らの行動がどれだけ不適切で支配的かを示すいい例でした。彼らは必死で私に言うことを聞かせようとしていました。私が夫を愛していて、一生ともに過ごしたいという気持ちは一切尊重してくれませんでした。神に誓って言いますが、私の気持ちは彼らにとっては何の価値もなかったんです」

彼女の旅は長く続きました。それでも彼女は迷宮をさまよい続け、食べ物や痩せることへの執着から解放へと導いてくれる門を探しました。そして真実を話すことで、つまり食行動の苦しみや恥の気持ちを誰かに話すことで、その出口を見つけたのです。

「私は夫に、結婚生活での秘密はなしにしたいと言って、食行動で大きな問題を抱えていることを話しました。それからは彼に率直に話せるようになりました。何を食べていたかは隠したとしても、後から話していました。彼は本当に素晴らしかった。私が自分を痛めつけているのを見るのは辛くてどうにかして私を助けたいって心配してくれていたけど、それでも私の問題だって割り切ってくれていました。彼は私という人間を治したり、私の問題を解決しようとはしませんでした。それはとてもありがたいことでした。この問題には自分で直面しないといけなかったし、そのうえで彼からのサポートが必要だったからです。もし彼が干渉しすぎていたら、良い方向には向かわなかったでしょうね」

彼女は食行動をどうにかしたくて、減量プログラムを始めました。そして団子を追いかけた日本のおばあさんのように、鬼の住む洞穴へ入ってしまったのです。

「たくさんの食べ物を制限して、健康的な食事と運動をしばらく続けて、二十キロくらい減らすことができました。でも悪魔はまだどこかにいるってわかっていました。何も治っていないって。その頃には、私はとんでもなくひどい人間ではないけれど、奥深くに何か深い傷が残っているとわかっていました。でもそれが何なのかはわかりませんでした。傷の正体がわかるまでは消えないこともわかっていましたから、神様に、なんとか正体がわかりますようにって祈ったものです」

彼女は仕事を探していた七カ月間ほどは体重をキープできました。しかし、「新しい仕事を始めたその日から、また増え始めました」。

彼女はセラピーを再開し、乱れた食行動で苦しむ女性のための自助グループに参加しました。これが、悪魔の住む洞穴から抜け出す道へと導いてくれたのです。その道中、彼女は無茶食いと自分の経歴に関係があることを発見しました。

「母親のことが悪夢だったので、私は早くから父を頼るようになって、父が重視するものを重視するようになっていました。つまり彼の娘というより、息子とか『子分』になろうとしていたんです。父は成功した人で、彼から認めてもらいたくて必死でした。母のようにではなく、父のようになりたいって。だから大学も大学院も出て、キャリアウーマンになる道を選んだんです。父はいつも私にどんな仕事が向いているかを話していて、それはどれも魅力的な仕事でした。彼は私にそういう仕事に就いてほしかったんですね。家庭があってもキャリアがないというのは、彼にとってはあり得なかったんです。そんなのは彼が価値を置くものではありませんでした。父の望みは愛情から生まれたものだったけれど、私が必要なものではなかったんだと思います。父は私のある一定の外見を好んでいました。だから私は髪の毛をいつもセットして、修士号まで取りました。これで父からは大きな得点をもらいましたよ。私の努力はすべて彼の愛情を勝ち取るため、そして彼のようになるためだったんです。それが唯一安全な場所だったから。生き残りを賭けていたんです」

自分自身の中心にたどり着いたとき、彼女は、自分には何かが足りないという不安感や、十分ではないとか価値がないと感じることから来る苦痛、そして、苦しんでいることを恥じる気持ちに直面しました。

「セラピーで、一番話したくないような事実を話すことで、私の乱れた食行動にも理由や価値があるということがわかりました。自分が恐ろしいと思っていたことにも価値があったとわかるようにもなりました。食行動にも目的があって、『私はひどく病的で壊れている』わけではないとわかったんです。周りの人はいつも、『こんなふうになってかわいそうに。どうやったら抜け出させてあげられるの？　あなた（という問題）を治しましょうよ。そうしたら良くなるわよ』と言っていました。私はいつも何らかの修理が必要な人間だったんです。でもセラピーは、さあ治しましょうというのとは逆で、『この食行動にどういう意味があるのか見てみましょう』というものでした」

「それでやっと、自分の中の不幸で傷ついたところにたどり着いて、子どものときから恥をかかされてばかりで、外見以外には何の価値もないと思わされていたことに気づいたんです。私は完全に恥ずかしい思いをさせられていて、私の価値は外から来る、つまりどれだけ他人の基準に合わせられるかで決まると言われてきました。私の洞察力、見えないものが見える能力、つまり感受性が家族に認められることもありませんでした」

彼女は、影の姉妹がずっと注意を引こうとしていた女性らしさに対する、深く暗い恥の気持ちと嫌悪感に気づくこともできました。

「セラピーで、自分の中の男性エネルギーと女性エネルギーのアンバランスについて学んだことはとても意義がありました。小さかった頃からずっと、女性らしいものはなんでも大嫌いだったことに、今になって気づいたんです。男の子用の自転車とか、男の子用のスニーカーが好きでした。男の子になりたかったわけじゃないけど、男社会に飛び込んで生きていけるようなタフな女性になりたかったんです。そして、これがキャリアへの執着が強くなって、家庭を持つことをあんなにも嫌がっていた理由だったんです」

「自分の内なる女性らしさを見つけるまでは、自分のペースやニーズなんて全くわかりませんでした。考えたこともなかったんです。毎日しないといけないことがあったし、こなさないといけないスケジュールがあったからです。用意されたスケジュールをこなせないときは、自分を非難しました。今考えると、自分の女性らしい一面、リズム、そして直観と完全にずれていたことがよくわかります。切り離されていたんです。ぼろぼろになって飢えていたのも無理ないですね。とにかく必死だった。今になってやっと、はっきりわかります」

自分の女性らしさを理解し、大切にし始めてようやく、彼女は自分の夢の世界を広大な英知の宝庫として尊重できるようになりました。

「夢からいろいろなことがわかったんです。夢に着目すると、特に自分の男性的な一面と女性的な一面について学ぶのに役立つことがわかりました。夢に取り組むことはとても重要で、夢は素晴らしい情報源だということを何度も知りました。今では夢を見るのが楽しみなくらいです」

「今までは、朝なかなかベッドから出られない自分に腹を立ててばかりいました。今でも怒ってしまいます。だけど今は、そのうとうとしている時間は洞察力が一番研ぎ澄まされているときだとわかっているので、私のスピリットや魂がありのままの姿でいられる大切な時間なんだと思えます。だから寝起きが悪くてよかったと思います。半分起きて半分寝ているような状態で寝転がっているのも大好きで、大切な時間です」

そして、彼女は女性としての体の持つ英知も正しく理解できるようになりました。

「生理が止まったときは、自分の男性サイドと女性サイドのバランスが崩れているというメッセージだと思いました。生理周期を大切にして、それがどういうふうに自分にメッセージを送ってくるのかを学ぶ大切な機会でした。生理周期は私の直観的な一面を引き出してくれます。その一面はとても強くてしっかり成長していたのに、今まで注意を払ったことがなかったんです。でも今は直観を信じて、生理周期があることを嬉しく思えるようになりました。生理を失ったのは、人生で一番良い出来事だったと思います。でないと、この気づきは得られなかったですからね」

彼女はいまだアルコール依存症だったお母さんとの関係は修復できませんでしたが、彼女のことを育み、彼女が抱く感情を受け入れ理解してくれる立派なインナーマザーを発達させることができました。

「過食の衝動を感じるのは、人生で起こっていることに気を配れていないときだということを学びました。今まで自分の感情を感じないようにしてきたので、感情には良いも悪いもなくて、自分を導いでくれるために感情はあるのだと理解できるまで、しばらくかかりました。感情を無視しても悪くなるだけだということも、ようやく理解できました」

「これも空腹を感じたときに食べるという考え方の一部です。本当にお腹が空いているときは、ジャンクフードを欲することはありません。『ケーキとかキャンディが欲しい？』と聞いても、答えは、『いや、バランスの取れた食事がいいな』です。ジャンクフードに執着するのは、私が空腹でないときです。だからそれは感情的な飢えで、食べ物を使ってその飢えを満たそうとしているんだとわかります。面白いのは、前より料理をするようになったことです。食べ物に執着していたのならいつも料理していたんじゃないの？って思うかもしれませんが、料理は全然していませんでした。でも今は、美味しい夕食を作るための時間を確保しているんです」

拒否され失われていた自分の一部を見つけられたことで、彼女は迷宮から抜け出すことができました。

「この旅は本当に素晴らしかった。自分のことが好きになれたし、自分の価値も見出せました。修士号とかキャリアとか見た目に頼ることをやめたら、人生が連れて行ってくれるところに行ってみようってオープンになれたんです」

「自己主張もできるようになったし、私は強くて勇敢で聡明な人間だって思えるようになりました。前は必死でそういうふりをしていたけど、それは全部自分の中にもとからあったんだと気づけたんです。とても皮肉ですけどね」

「今、狂気じみていた十六歳の頃とか、怖がりのバンビみたいだった二十六歳の頃というより、七歳の頃の幸せな小さな女の子のように感じています。どれも全部自分だけど、傷つかないようにレーダーを張り巡らすのではなく、髪をなびかせながら自分を信じて自由に歩いていた子どもの頃に近い感覚があるんです。その頃に戻れたんですね」

「これまでいろいろな作業をやってきたけれど、今初めて、本当に正真正銘、克服したって思えます。自分の傷にきちんと直面して、ケアをしたからです。自分の中の声に耳を傾け、自己調節もできるようになりました。自分が完全になったような気がします。自尊心も取り戻しました。心の奥底から、あぁ克服したなって思えるんです」

さて、これで三つのお話はおしまいです。どれも、克服へとつながる迷宮を旅した女性の物語でしたね。三つとも幸せを探し求める旅の物語ですが、外側に幸せを求めて出ていく旅ではなく、自分自身の内側にある暗闇へと向かう旅でした。

彼女たちは大きな苦痛や混乱を感じる地点から出発して、自分を痛めつける執着からの解放を求め、内側への旅を始めました。自分のペースで、自分の感情を信頼できる旅の道連れとして、迷宮の中のぐるぐると曲がりくねった道を進んでいったのです。彼女たちは体の感覚、直観、そして自然のリズムに頼るということを学びました。ときにはだらけたり、早めたり、待ったり、休んだりする自然のリズムです。そして、価値がないと無視されていた自分の一部を再発見しながら新しいスキルを身に付け、生まれ持った強さを取り戻しました。お腹を空かせた鬼や貪欲なドラゴンに遭遇しても、殺してしまうのではなく餌を与えて満足させることで、旅を続けることができました。

この長く、ときおり困難な旅路を少しでも明るくするには、自分に対する古い見方や人とのかかわり方を改めなければなりませんでした。かつては役に立っていた、食べ物にまつわる古い癖を捨てる勇気も見つけなければなりませんでした。

自分という存在の中心にたどり着けたとき、彼女たちは自分の内側に住む、慈愛に満ちた賢い女性に出会いました。その女性は美しくしっかりとした声で彼女たちに語りかけ、心の欲望を満たす方法を教えてくれたのです。

優しく照らす月の光に導かれ、迷宮から抜け出て世界に戻ってくる旅の途中で、彼女たちはどんどんと自分が強くなっていることに気づきました。足取りも軽やかに前に進むことができ、自分自身であることを心地よく感じることができました。新たに見出した自分自身を誰にも踏みにじられないように、自分にとっての真実を何度でも話し、何度でも繰り返し境界線を引く勇気を手にしました。

というわけで、帰り道を見つけたのは彼女たち自身だったのです。

関連情報

●Light of the Moon Cafe

オンラインで本書の原著、*Eating in the Light of the Moon* の対話形式の「ワークブック」を提供しています。本書の著者であるアニータ・ジョンストン博士とエリザベス・ピーターソンがつくったプログラムで、参加者は物語のオーディオ・ファイルやメタファー、詩、音楽、そして読んだり書いたり絵を描いたりする活動の提案を毎日メールで受け取ります。オンライン・フォーラムもあり、参加者同士が助け合えるようにもなっています。www.LightOfTheMoonCafe.com

●'Ai Pono Eating Disorder Treatment Programs（ホノルル、ハワイ）

本書の著者であるジョンストン博士が設立した摂食障害の外来治療プログラムです。ハワイのオアフ島にあり、拒食症、過食症、そして無茶食い症に苦しむ女性たちの治療を行っています。'Ai Pono は食べ物、食べること、そしてボディイメージに関する悩みから解放への道のりを歩むうえで必要なスキルを身に付けられるように、とつくられました。体からのシグナル（身体的な空腹や満腹のサイン）を読み取る能力と、自分のニーズや感情を認識して（食行動を使わずに）直接的に表現する能力が、内なる英知とのつながりを持つのに必要不可欠で、それらが食行動や体重の悩みへの生涯の解決策になるというのが、このプログラムの哲学となっています。www.aipono.com

● **'Ai Pono Maui**（ワイルク、ハワイ）

マウイ島にある、女性のための居住型治療施設です。家のようなつくりで、目の前には海が広がっています。'Ai Pono Maui では、摂食障害は心理的、感情的、栄養的、そして生化学的な要素が絡む複雑な問題だと認識しています。摂食障害で苦しむ女性たちは、修復できないほどのダメージを受けていると考えられるのではなく、社会的なストレスや心理的なストレスを乗り越える術として、食べ物や痩せること、そしてダイエットへの執着を発達させざるを得なかった、とても直観的で敏感な人と見なされます。'Ai Pono Maui は穏やかで慈愛に満ちた環境を提供しています。そのためクライアントさんたちは、摂食障害の症状に隠されている深い意味に気づくのを邪魔している日々のストレス要因から一時的に休憩を取ることができます。www.AiPonoMaui.com

● **Education and Treatment for Eating Disorders（EATFED）**（シドニー、ニューサウスウェールズ、オーストラリア）

オーストラリアで、乱れた食行動への理解を深める活動と外来治療を行っています。本当の自分を見つけ、人間関係において有意義なつながりを持てるように、個々人に意識的な変化をもたらすようなプログラムを提供しています。ＥＡＴＦＥＤのカウンセラーや臨床心理士は全員、アニータ・ジョンストン博士の外来治療のアプローチの訓練を受けています。www.EATFED.com

● **Focus Treatment Centers**（テネシー）

摂食障害と物質濫用で苦しむ女性たちのために、思いやりにあふれた、総合的で、手ごろな治療を提供しています。食べ物と体重にまつわる悩みから永遠に解放されるために必要なツールと、治療に最適な空間を提供しています。アニータ・ジョンストン博士の摂食障害の治療をモデルとした居住型施設と外来治療施設があり、チャタヌーガ、メンフィス、ノックスビルなど、テネシー州全土に展開しています。www.FocusTreatmentCenters.com

● **National Eating Disorders Association（NEDA）**（ニューヨーク）

NEDAはアメリカで最も大きい非営利組織で、摂食障害への理解を深め、質の良い治療にアクセスしやすくするための活動を行っています。予防プログラムがあり、教育の場で使える教材や本などを出版し、配布しています。緊急電話相談も行っており、摂食障害の発症をもたらす、文化や家族、人間関係上の要因を変えていくための働きかけも行っています。摂食障害や治療への理解を深めるために、医療従事者や研究者、教育者、一般の人々や家族たちとともに年次会議を開いています。また、NEDAは家族や友人のためのネットワーク、自助グループ、摂食障害治療者リスト、そしてその他の組合とも連携しています。ヘルプライン：+1 (800) 931-2237

www.nationaleatingdisorders.org

文献

Bolen, Jean Shinoda. *Goddesses in Everywoman: A New Psychology of Women.* San Francisco, CA: HarperCollins, 1984.

Butler, Pamela E. *Self-Assertion For Women*. New York: HarperCollins, 1992.

Chernin, Kim. *The Obsession: Reflections on the Tyranny of Slenderness*. New York HarperCollins, 1981.

_____. *The Hungry Self: Women, Eating & Identity.* New York: HarperCollins, 1985.

Costin, Caroline. *The Eating Disorder Sourcebook: A Comprehensive Guide to the Causes, Treatment, and Prevention of Eating Disorders*. Lincolnwood, IL: NTC Publishing, 1996.

Duerk, Judith. *Circle of Stones: Woman's Journey to Herself*. San Diego, CA: LuraMedia, 1989.

_____. *I Sit Listening to the Wind: Woman's Encounter Within Herself*. San Diego, CA: LuraMedia, 1993.

Eisler, Riane. *The Chalice and the Blade.* San Francisco, CA: HarperCollins, 1987.

Estes, Clarissa Pinkola. *Women Who Run With the Wolves: Myths and Stories of the Wild Woman Archetype.* New York: Ballantine Books, 1992.

Gawain, Shakti. *Living in the Light: A Guide to Personal and Planetary Transformation*. San Rafael, CA: New World Library, 1986.

Gimbutas, Maria. *Goddesses and Gods of Old Europe, 7000-3500 B.C.* Berkeley: University of CA Press, 1982.

Gray, John. *Mars and Venus in the Bedroom: A Guide to Lasting Romance and Passion*. New York HarperCollins, 1995.

Harper, Linda R. *The Tao of Eating: Feeding Your Soul Through Everyday Experiences with Food.* Philadelphia, PA: Innisfree Press, 1998.

Lerner, Harriet. *The Dance of Anger: A Woman's Guide to Changing Patterns of Intimate Relationships*. New York: HarperCollins, 1985.

Northrup, Christiane. *Women's Bodies, Women's Wisdom: Creating Physical and Emotional Health and Healing*. New York: Bantam Books, 1994.

Mann, Judy. *The Difference: Growing Up Female In America*. New York: Warner Books, 1994.

Orbach, Susie. *Fat is a Feminist Issue: the Anti-Diet Guide to Permanent Weight Loss*. New York Berkley Books, 1982.

Orenstein, Peggy. *School Girls: Young Women Self-Esteem, and the Confidence Gap*. New York: Doubleday, 1994.

Owen, Laura. *Her Blood is Gold: Celebrating the Power of Menstruation*. New York HarperCollins, 1993.

Radcliff Rebecca Ruggles. *Body Prayers: Finding Body Peace.* Minneapolis, MN: EASE, 1999.

_____. *Enlightened Eating: Understanding and Changing Your Relationship with Food.* Minneapolis, MN: EASE, 1996.

_____. *Dance Naked in Your Living Room: Handling Stress & Finding Joy.* Minneapolis, MN: EASE, 1997.

Roth, Geneen. *Feeding the Hungry Heart: the Experience of Compulsive Eating.* New York: Penguin Putnam, Inc, 1982.

_____. *Breaking Free From Compulsive Eating.* New York: Penguin Putnam, Inc., 1984.

_____. *When Food is Love: Exploring the Relationship Between Eating and Intimacy.* New York: Putnam, Inc., 1991.

_____. *Why Weight? A Guide to Ending Compulsive Eating.* New York: Penguin Putnam, Inc., 1989.

Schwartz, Bob. *Diets Don't Work: the Secrets of Losing Weight Step-By-Step When All Else Fails.* Houston, Texas: Breakthru, 1982.

_____. *Diets Still Don't Work: How to Lose Weight Step-By-Step Even After You've Failed at Dieting.* Houston, Texas: Breakthru, 1990.

Shuttle, Penelope and Redgrove, Peter. *The Wise Wound: Myths, Realities, and Meanings of Menstruation.* New York: Bantam Books, 1990.

Sioo, Monica and Mor, Barbara. *The Great Cosmic Mother: Rediscovering the Religion of the Earth.* New York: HarperCollins, 1987.

Signal, Karen A. *Wisdom of the Heart: Working with Women's Dreams*. New York: Bantam Books, 1990.

Stone, Merlin. *When God Was A Woman.* New York: Harcourt Brace Jovanovich, 1976.

Sward, Sharon Norfleet. *You Are More Than What You Weigh: Improve Your Self-Esteem No Matter What Your Weight.* Denver, CO: Wholesome Publishers, 1998.

Vanzant, Iyanla. *Yesterday I Cried: Celebrating the Lessons of Living and Loving*. New York: Simon & Schuster, 1998.

Walker, Barbara. *Feminist Fairy Tales*. San Francisco, CA: HarperCollins, 1996.

Williamson, Marianne. *A Woman's Worth*. New York: Ballantine Books, 1993.

Wolf, Naomi. *The Beauty Myth: How Images of Beauty Are Used Against Women.* New York: HarperCollins, 1991.

Woodman, Marion. *Conscious Femininity*. Toronto, Canada: Inner City Books, 1993.

《本書で紹介されている物語の出典》

"The Buried Moon," in *More English Fairy Tales* (1904), Joseph Jacobs.（第2章）

"The Emperor's New Clothes" and "The Ugly Duckling," in *The Complete Andersen: All of the 168 Stories* (1949), Hans Christian Andersen, translated by Jean Hersholt.（第3章、第19章）

"The Stars in the Sky," in *More English Fairy Tales* (1904), Joseph Jacobs, and in *The Maid of the North* (1981), Ethel Johnston Phelps.（第4章）

"The Name of the Tree," in *The Name of the Tree* (1989), Celia Barker Lottridge.（第5章）

"The Old Woman and the Rice Cakes," in *Tales of Laughter* (1908), Kate D. Wiggins, and in *The Maid of the North* (1981), Ethel Johnston Phelps.（第6章）

"The Wonderful Pearl," in *The Woman in the Moon* (1985), James Riordan.（第7章）

"The Tutu Bird," in *Old World and New World Fairy Tales* (1966), Anabel Williams-Ellis.（第8章）

"Elsa and the Evil Wizard," in *Old Swedish Fairy Tales* (1925), Anna Wahlenberg, translated by A. DeC. Patterson, and in *The Maid of the North* (1981), Ethel Johnston Phelps.（第9章）

"The Princess and the Goddess," in *Sage Woman Magazine* (Spring 1989), Lunaea Weatherstone.（第10章）

"The Lute Player," in *The Violet Fairy Book* (1901), Andrew Lang, and in *Tatterhood and Other Tales* (1978), Ethel Johnston Phelps.（第11章）

"The Peddler's Dream," in *British Folk Tales* (1977), Katherine Briggs.（第12章）
"Sirena," in *The Guam Recorder* (October 1933), Lagrimas P. Leon Guerrero.（第14章）
"Inanna's Descent," in *Descent to the Goddess* (1981), Sylvia Brinton Perera.（第15章）
"What a Woman Desires Most" is an old tale that can be found in Chaucer's *Canterbury Tales*, published in the late 1300's and in *The Story of King Arthur and His Knights* (1903), Howard Pyle.（第16章）
"The Magic Pear Tree," in *Chinese Fairytales and Fantasies* (1979), Moss Roberts.（第17章）
"The Tiger's Whisker," in *The Tiger's Whisker* (1959), Harold Courlander.（第18章）

訳者あとがき

ジョンストン博士との出会いは、自分の摂食障害治療を決意したことから始まりました。

まず、私が克服への旅を歩み続けるサポートをしてくれた臨床心理士ニッキは、以前、ジョンストン博士が共同設立されたAnorexia and Bulimia Center of Hawaii - 'Ai Pono（オアフ島にある集中外来プログラム）で働いていました。そんなわけで、本書の原著（*Eating in the Light of the Moon*）を最初に薦めてくれたのはニッキでした。

ニッキとリカバリーワークを始めたからといって、摂食障害の治療は、西園先生のおっしゃるように、一筋縄ではいかないものです。私自身も例外ではなく、ニッキと出会って五カ月ほどしてから、'Ai Pono Mauiという治療施設に入院しました。そこのクリニカルディレクターが、ジョンストン博士だったのです。

彼女の教えの下で治療を進める'Ai Pono Mauiでは、本書をある意味、教科書として使い、自分週二回の「ストーリーサークル」という時間に一章ずつ、皆で音読した後に意見交換をし、自分たちの葛藤をクリアに理解したりシェアしたりしていました。

そのような過程を経て、私はこの本を何度も何度も、深く読み込むことになりました。最初に読んだときは、自分の言葉で自身の苦しさや葛藤を表現することができず、ジョンストン博士の言葉を借りてニッキに伝えるということも多々ありました。特に、「ファットアタック」という表現には心底共感し、「このもやもやとした感じを表す言葉があるんだ！」と、どこか安心した自分がいたように思います。

ニッキとの出会いから始まり、彼女との数えきれない個人セラピーセッション、管理栄養士のジェン、主治医のドクター・プレンティス、ジョンストン博士、大学の教授、心友・友人など、さまざまな人の助けを得ながら、「一生治らない、一生抜け出せない暗闇。まさに終身刑」と信じていた摂食障害を克服した私ですが、以前から日本における摂食障害への理解の低さ、そして治療の遅れを多いに懸念していました。

幸運にも、留学中に、摂食障害治療の優れたアメリカで治療を受ける機会に恵まれた私は、克服の旅を始めてからずっと、「自分の経験を生かして貢献したい」と切望していました。そこでジョンストン博士にメールをし、「ぜひ、この本を日本語に訳させてください」とお願いしたところ、快諾してくださったのです。彼女は、「いずれ日本にも治療センターを創りたい」と考えており、日本での治療の遅れをとても心配されています。同じ考えを持つ者同士として、実際に摂食障害を克服した者として、そしてさらに、彼女の築いた治療プログラムの下で克服した者として、「ぜひあなたに翻訳を頼みたい」と、プロの翻訳者でもない私のお願いを聞き入れてくださいました。ジョンストン博士と彼女のエージェントであるロジャー、この企画を受けて入れてくださった星和書店様、そして翻訳文を読んでアドバイスをくれた父・友人たちに深く感謝いたします。

今後は、摂食障害専門の臨床栄養士としてのキャリアを積むことと並行して、日本で摂食障害治療を充実させること、そしてできるだけ多くの情報を、翻訳も含めさまざまな形で発信していくことを目標に活動を進めていきます。そのうえで最も大切にしたいのは、摂食障害は完全に克服できるという正しい理解を深めることです。

苦しみの渦中ではなかなか、希望や明るみに目を向けられないものですが、「大変＝不可能」ではありません。英語では、不可能を impossible と書きます。これをよく見ると、I'm possible. と見えてきませんか？ I'm possible. つまり、「私（不可能と言われていること）は可能である」。そして、「私（苦しみの渦中にいる自分）には、この苦しみを乗り越えることが可能である」。

この本を手に取ってくださったということは、それだけで「克服したい」「もっと理解したい」と思っているということ。ぜひ、その前向きな気持ちとともに、決して諦めずに、克服への道を歩み続ける「warrior（戦士）」になってくださいね。

●著者紹介

アニータ・ジョンストン博士（Dr. Anita Johnston）

寓話、おとぎ話、そして伝説は、臨床心理士であるアニータ・ジョンストンにとって、公私ともに大切な役割を果たしてきた。グアムで多種多様な文化を背景に持つ家族のもとで生まれ育った博士は、人生における教訓や大切なことを物語や歌から学んだ。博士の母親はアメリカ人だが、チャモロ族の男性と結婚。母親は司書で、古代スペインの冒険家たちにまつわる伝説や、第二次世界大戦のヒーローとなった人たちの話を収集していた。もちろんその中には、日本がグアムを占拠していた頃に抵抗活動をしていた、ジョンストン博士の父方の祖父の話もあった。本だけでなく、ジョンストン博士と6人の兄弟姉妹を育ててくれたチャモロ族とフィリピン人の女性たちが聞かせてくれた話もまた、物語には人を変える力があるということを博士に教えてくれた。

女性心理学と、現代社会における女性の役割への興味は、ジョンストン博士が18歳のときに参加したミス・ユニバース・コンテストでの経験によるものである。社会が女性の美しさとして定義づけるものが、家族の中の女性たちから学んだものとは真反対だ、という印象を博士は受けた。心理学における理学士号と修士号を取得した後、1980年に臨床心理学の博士号を取得。

その後、ジョンストン博士は乱れた食行動に悩む女性たちの数がどんどん増えていることを受け、1982年にAnorexia and Bulimia Center of Hawaiiを共同設立。個人診療に加え、世界中の医療従事者組織や、大学、医療機関、そしてコミュニティで講演を行っている。

www.dranitajohnston.com

●訳者紹介

井口萌娜（いぐち もな）

神奈川県で生まれ育ち、2011～2015年に生物学士号取得のため渡米、成績優秀者として卒業。現在は「摂食障害臨床栄養学」という分野での修士号取得のため、University College London に通い、英国在住。大学院生活と並行して翻訳・通訳をする他、MentorCONNECT をはじめとする組織で、メンターとして摂食障害当事者や家族をサポートしている。また、治療の過程や克服に大事な気づきをブログに綴り、発信している。

http://ameblo.jp/naia415/

摂食障害の謎を解き明かす素敵な物語

—乱れた食行動を克服するために—

2016年6月17日　初版第1刷発行
2021年7月15日　初版第2刷発行

著　者　アニータ・ジョンストン
訳　者　井口萌娜
発行者　石澤雄司
発行所　㍿星和書店
〒168-0074　東京都杉並区上高井戸1-2-5
電話　03（3329）0031（営業部）／（3329）0033（編集部）
FAX　03（5374）7186
URL　http://www.seiwa-pb.co.jp
印刷所　萩原印刷株式会社
製本所　鶴亀製本株式会社

Printed in Japan　ISBN978-4-7911-0934-0